肝脏罕见肿瘤诊治MDT 病例精解

名誉主编 ◎ 蔡建强　应建明　赵　宏

主　　编 ◎ 鲁海珍　毕新宇

科学技术文献出版社
SCIENTIFIC AND TECHNICAL DOCUMENTATION PRESS
·北京·

图书在版编目（CIP）数据

肝脏罕见肿瘤诊治MDT病例精解 / 鲁海珍，毕新宇主编. -- 北京：科学技术文献出版社，2024. 9. -- ISBN 978-7-5235-1596-9

Ⅰ．R735.7

中国国家版本馆 CIP 数据核字第 20245QP831 号

肝脏罕见肿瘤诊治MDT病例精解

策划编辑：帅莎莎　　　责任编辑：帅莎莎　　　责任校对：张吲哚　　　责任出版：张志平

出 版 者	科学技术文献出版社
地　　址	北京市复兴路15号　　邮编 100038
编 务 部	(010) 58882938，58882087（传真）
发 行 部	(010) 58882868，58882870（传真）
邮 购 部	(010) 58882873
官 方 网 址	www.stdp.com.cn
发 行 者	科学技术文献出版社发行　全国各地新华书店经销
印 刷 者	北京地大彩印有限公司
版　　次	2024 年 9 月第 1 版　2024 年 9 月第 1 次印刷
开　　本	787×1092　1/16
字　　数	171千
印　　张	13.75
书　　号	ISBN 978-7-5235-1596-9
定　　价	188.00元

在现代医学飞速发展的今天，肝脏疾病的诊断与治疗已经取得了显著的进步。然而，肝脏肿瘤，特别是罕见肿瘤，依然是临床诊疗中的一大难题。这些罕见肿瘤由于较低的发病率和复杂的病理特点，往往容易被忽视或误诊，给肿瘤的诊治带来巨大的困难和挑战。为了更好地应对这些挑战，编写一本系统介绍肝脏罕见肿瘤的专业书籍显得尤为重要。

作为长期从事肝脏肿瘤诊治与研究的临床医生，我们深知在日常工作中，遇到的许多疑难病例都涉及这些罕见肿瘤。它们考验着医生的诊断能力，需要我们具备扎实的理论基础和丰富的临床经验。但遗憾的是，目前关于肝脏罕见肿瘤的专业书籍相对匮乏，年轻医生缺少系统学习和掌握肝脏罕见肿瘤诊治的指导资料和临床经验。我们还必须认识到，在肝脏罕见肿瘤的诊治中，每个患者的病情都是独一无二的，这就要求我们必须根据患者的具体情况经过多学科（multi-disciplinary treatment，MDT）制定个体化诊疗方案。这样的个体化治疗原则，不仅体现了医学的人文关怀，也是未来医学发展的重要学术交流平台。

本书内容比较丰富，涵盖了多种临床上罕见的肝脏肿瘤，从病因、病理、生物学行为，到临床表现、诊断方法、治疗方案，再到典型病例的详细分析，较为系统地阐述了复杂病种的方方面面。希望本书的出版能够在广大医疗工作者面对肝脏罕见肿瘤时，提供一本具有实用价值的参考书籍。

在此，我们非常感谢为本书付出辛勤努力的中青年专家和学者们，没有他们的无私奉献和不懈努力，本书难以顺利完成。愿本书能够成为同人工作中的得力助手，为每一位需要帮助的患者带去希望和康复的曙光。同时，愿我们共同努力，为肝脏罕见肿瘤的诊治贡献我们更多的智慧和力量。

蔡建强　赵宏

在医学科学的广阔领域中，病理学一直扮演着重要角色，尤其是在诊断和研究肿瘤疾病方面更是如此。肝脏作为人体最大的内脏器官，其疾病的诊断与研究对人体整体健康有着至关重要的影响，而针对肝脏罕见肿瘤的报道和研究目前还较少，这类疾病的诊断往往依赖于高精度的病理诊断技术，包括免疫组织化学和分子病理诊断等。作为一名长期从事病理研究和诊断的病理学工作者，笔者深刻认识到病理诊断在肝脏罕见肿瘤中的重要性和面对的挑战。

肝脏罕见肿瘤由于其发病率低和分类多样，临床表现常常不典型，这给诊断带来了极大的难度。病理学通过组织学观察、免疫组织化学标记及分子病理学分析，从微观层面逐步深入，揭示肿瘤的本质，较为准确地识别其病理类型，因此成为公认的"金标准"，从而为临床治疗提供坚实的基础。

本书比较全面系统地解读了肝脏罕见肿瘤的临床和病理特点，由多位具有丰富临床、影像诊断、病理学经验的专家共同参与编写，结合大量临床病例，对肝脏罕见肿瘤进行了较为深入的剖析和解读。书中详细介绍了不同类型肝脏罕见肿瘤的病理特征、诊断要点及研究进展。不仅如此，本书还特别注重结合现代病理技术的应用，希望能够为病理学工作者提供实用的参考。

在当今精准医学时代，病理诊断不仅仅是对疾病进行描述，更是为个体化治疗方案的制定提供依据。通过深入的病理研究，我们可以揭示肿瘤的生物学行为、预后因素及对治疗的反应，从而为患者提供更为精准的诊疗服务。

希望本书的出版能够为所有从事肝脏疾病诊断和研究的专业人员提供一份宝贵的参考资料。愿我们共同努力，不断提升病理诊断水平，为更多的肝脏罕见肿瘤患者带去福音和希望。

应建明

肝脏肿瘤是发生在肝脏部位的肿瘤病变的统称，有良、恶性之分。肝脏恶性肿瘤主要包括原发于肝脏的原发性肝癌，以及其他器官恶性肿瘤转移至肝脏的继发性肝癌，结直肠癌肝转移是最常见的转移性肝癌。肝细胞癌是肝脏最常见的原发恶性肿瘤，其发病率居我国恶性肿瘤第 4 位，病死率居第 2 位。肝脏的良性肿瘤也不少见，肝血管瘤是肝脏最常见的良性肿瘤，女性发病多于男性。肝脏是人体最大的实质器官，组织结构复杂，除了这些常见的肿瘤外，肝脏肿瘤还有很多其他病理类型。这些肿瘤无论是在临床表现，还是在影像学特征、诊断和预后等方面都与前述常见肿瘤有明显的不同。但由于其发病率远低于常见肿瘤，临床医生尤其是基层医生对其认识不足，往往易被误诊甚至误治，导致患者预后不良。随着影像学诊治水平和医生认知水平的不断提高，有些罕见肿瘤如今能被准确诊断，所以发病率呈明显上升趋势，如肝原发性神经内分泌肿瘤等。

遗憾的是，由于肝脏罕见肿瘤发病率较低，往往没有相关大样本临床研究数据，甚至相关文献也多为个案报道，目前更没有权威专著可供参考。为填补这一空白，国家癌症中心、中国医学科学院肿瘤医院肝脏肿瘤多学科专家团队，检索国内外相关文献并结合在肝脏肿瘤领域多年的多学科会诊经验，精心撰写了该病例精解。本书内容丰富，涵盖了肝脏罕见的良、恶性肿瘤，并根据病理类型进行分类，详细阐述了每一类罕见肿瘤在流行病学、组织病理学、影像学上的特点，以及诊断治疗要点。每一种罕见肿瘤都附有经中国医学科学院肿瘤医院诊治的相应典型病例，每个病例均包括真实的影像学图片、详细的诊疗经过，以及完整的预后信息。针对每一病例的疾病特点和诊治经验，文中都有精彩点评。本书既有全面的理论阐述，又有精彩的临床实践讲解，相信一定会让肝脏肿瘤相关的临床工作者从中获益。

中国医学科学院肿瘤医院作为国内首个肿瘤专科医院，一直注重肿瘤的综合治疗，是国内最早成立肝脏肿瘤 MDT 的中心之一，在肝脏肿瘤的诊治方面积累了丰富的经验。本书由我院肝脏肿瘤 MDT 团队的中青年骨干共同完成，在编写过程中查阅了大量文献，组织了多次讨论，几易其稿，力求做到学术内容的权威和全面。

感谢从本书有编写意向到正式出版过程中给予高度关注和指导的蔡建强教授、应建明教授和赵宏教授，是你们的支持和坚持，本书才能正式与读者见面。感谢所有参与本书编写的临床、影像和病理学专家们，是你们的专业知识和无私奉献，确保了本书内容的科学性和实用性。感谢全院有关科室的幕后工作者，有大家多年的工作积累，本书的呈现才较为完整。感谢科学技术文献出版社的编辑老师，你们的辛勤工作为本书的高质量出版提供了保障。

由于编者水平所限，本书中难免存在不足和错误，也希望广大读者在阅读过程中不吝赐教，给予批评指正。

毕新宇　鲁海珍

目 录

第一章　肝细胞癌罕见类型 ··· 01

　第一节　概述 ··· 01

　第二节　实例1：纤维板层型肝细胞癌 ································· 04

　第三节　实例2：硬化型肝细胞癌 ····································· 09

第二章　肝内胆管癌罕见类型 ··· 16

　第一节　概述 ··· 16

　第二节　实例1：肝内胆管混合性腺鳞癌 ························· 19

　第三节　实例2：肝内胆管透明细胞癌 ····························· 22

第三章　肝肉瘤样癌 ··· 31

　第一节　概述 ··· 31

　第二节　实例1：肝肉瘤样癌（伴肝内胆管癌） ·············· 33

　第三节　实例2：肝肉瘤样癌（伴肝细胞癌） ·················· 37

第四章　肝黏液囊性肿瘤 ··· 44

　第一节　概述 ··· 44

　第二节　实例1：肝内胆管黏液性囊性肿瘤 ···················· 47

　第三节　实例2：肝内胆管乳头状肿瘤 ····························· 52

第五章　混合型肝细胞癌-胆管癌 ··· 58

　第一节　概述 ··· 58

　第二节　实例1：混合型肝细胞癌–胆管癌 ······················ 60

　第三节　实例2：中间型肝细胞癌 ····································· 65

　第四节　实例3：未分化癌 ··· 69

第六章　肝原发性神经内分泌肿瘤 ······························· 75

　　第一节　概述 ··· 75

　　第二节　实例1：肝原发性神经内分泌肿瘤 ··············· 78

　　第三节　实例2：肝原发性小细胞癌 ························· 82

第七章　肝母细胞瘤 ·· 89

　　第一节　概述 ··· 89

　　第二节　实例：完全上皮型肝母细胞瘤 ···················· 95

第八章　肝罕见间叶源性肿瘤 ·································· 103

　　第一节　肝孤立性纤维性肿瘤及病例分享 ············· 103

　　第二节　肝上皮样血管内皮瘤及病例分享 ············· 111

　　第三节　肝血管肉瘤及病例分享 ··························· 121

　　第四节　肝血管平滑肌脂肪瘤及病例分享 ············· 128

　　第五节　其他原发罕见间叶源性肿瘤 ···················· 137

第九章　肝罕见淋巴造血系统肿瘤：EBV+ 炎性滤泡树突状细胞肉瘤 ··········· 150

　　第一节　概述 ·· 150

　　第二节　实例：EBV+ 炎性滤泡树突状细胞肉瘤 ············· 152

第十章　肝转移瘤 ·· 159

　　第一节　胃肠道间质瘤肝转移及病例分享 ············· 159

　　第二节　肝转移性平滑肌肉瘤及病例分享 ············· 167

　　第三节　肝转移性腮腺淋巴上皮瘤样癌及病例分享 ······· 173

　　第四节　肝转移性恶性黑色素瘤及病例分享 ·········· 179

　　第五节　肝转移性孤立性纤维性肿瘤及病例分享 ········· 185

　　第六节　肝转移性神经内分泌肿瘤及病例分享 ········· 189

第一章

肝细胞癌罕见类型

第一节　概述

【肝细胞癌】

肝细胞癌（hepatocellular carcinoma，HCC）是起源于肝实质细胞，具有向肝细胞分化能力的恶性肿瘤，约占所有原发性肝癌的90%。乙型肝炎（简称：乙肝）或丙型肝炎（简称：丙肝）病毒感染是肝细胞癌最主要的病因，此外代谢综合征、肥胖、Ⅱ型糖尿病、非酒精性脂肪肝（nonalcoholic fatty liver disease，NAFLD）、过量饮酒等也是肝细胞癌发生的风险因素，不同病因可能与不同的病理亚型有一定的相关性。随着生物医学的发展，HCC根据组织病理学及分子遗传学特征被分为不同亚型，其中最常见的是非特殊型肝细胞癌，约占所有肝细胞癌的80%。特殊类型肝细胞癌包括脂肪性肝炎肝细胞癌、透明细胞肝细胞癌及巨梁型肝细胞癌。其中，绝大多数脂肪性肝炎肝细胞癌是由非酒精性脂肪性肝炎（non-alcoholic steatohepatitis，NASH）或酒精性肝病进展而来的，主要因肝脂肪变性和肝纤维化所致。脂肪性肝炎肝细胞癌肿瘤切面呈黄色，分叶状，周围肝伴有不同程度的脂肪变性，肿瘤细胞在镜下表现为周围大滴脂肪变性、肿胀；透明细胞肝细胞癌在镜下则表现为80%以上的肿瘤细胞呈透明形态；巨梁型肝细胞癌肿瘤镜下肿瘤细胞区域主要呈现为大于6个细胞厚度的巨梁状结构。

除以上非特殊型和特殊类型外，肝细胞癌还包括多种罕见亚型，其中主要包括纤维板层型肝细胞癌（fibrolamellar heatocellular carcinoma，FL-HCC）、硬化型肝细胞癌（scirrhous hepatocellular carcinoma，S-HCC）、嫌色型肝细胞癌、富中性粒细胞型肝细胞癌及富淋巴细胞型肝细胞癌五种。这五种罕见亚型在临床表现、病理、影像等方面都有各自较典型的特征。

【纤维板层型肝细胞癌】

FL-HCC 约占肝细胞癌的 1%，常发生于 22 ～ 27 岁无肝炎病史的成人中。镜下可见肿瘤由胞质丰富、嗜酸、核仁突出的大多角形细胞构成，广泛的肿瘤内纤维化是其主要特征。肿瘤细胞特异性的免疫组化表现为 CK7 和 CD68 高表达。在分子遗传学方面的主要改变是 19 号染色体上的 *DNAJB1* 和 *PRKACA* 发生基因融合，这使该亚型具有 100% 诊断特异性。影像学方面，在腹部 CT 检查中，65% ～ 70% 的患者的肿瘤内可见钙化、中央星状瘢痕及坏死；肝脏 MRI 表现为在 T_1 和 T_2 加权图像上均可见肿瘤内呈低信号的纤维中央瘢痕。该亚型与 S-HCC 二者均以广泛瘤内纤维化为特征，因此在病理上通常需要与 S-HCC 相鉴别。两者的差异主要体现在镜下病理特征和既往史上：FL-HCC 中的纤维化结构由层状排列的纤维结缔组织组成，且癌细胞呈明显嗜酸性表现，而 S-HCC 缺乏嗜酸性颗粒细胞质，癌细胞巢之间为杂乱分布的胶原结缔组织，而非层状排列的纤维结缔组织；FL-HCC 患者多无肝炎肝硬化病史，而 S-HCC 患者通常有肝炎肝硬化病史。手术切除是 FL-HCC 的首选治疗方法，5 年总生存率为 70%，极少数不可切除的患者可以考虑采用肝移植进行治疗，此类肿瘤往往对化疗不敏感。FL-HCC 患者总体预后优于非特殊型及其他亚型的 HCC，但若存在局部或远处转移，则会对预后产生不良影响。

【硬化型肝细胞癌】

S-HCC 约占所有肝细胞癌的 4%，通常发生在 46 ～ 64 岁的人群中，且大多数患者具有乙肝或丙肝的病史。病理特征上，该亚型与纤维板层型肝细胞癌组织学形态相似，但该亚型在镜下可见 50% 以上的肿瘤细胞表现为瘤内纤维化，纤维化将肿瘤分隔成小巢状结构，肿瘤细胞形态呈多边形或卵圆形。免疫组化特征表现为肿瘤细胞 CK7 和 EpCAM 阳性，CD68 和 HepPar-1 阴性，分子遗传学方面，存在 *TSC1/TSC2* 突变和 TGF-β 信号通路过表达。此外，鉴别诊断方面，GPC-3 和 Arginase1 的免疫组化染色组合阳性对 S-HCC 的敏感性为 100%，可将 S-HCC 区别于胆管癌，而 GPC-3、AFP 阳性及 CK7、CD68 阴性则可将 S-HCC 区别于 FL-HCC。影像学方面，大多数 S-HCC 在肝脏超声检查中会显示低回声；查腹部 CT 可见病灶边界清楚，部分呈分叶状结构，部分呈高密度影，同时可见肝被膜回缩；查肝脏 MRI 可见病灶外周环状强化而中心延迟强化。手术切除是 S-HCC 的首选治疗方案，此外，临床还会采用化疗栓塞等辅助治疗方法提高疗效。此亚型虽常伴有门静脉侵犯，但预后与非特殊型 HCC 相似。

【嫌色型肝细胞癌】

嫌色型肝细胞癌约占所有肝细胞癌的 3%，多见于慢性乙型肝炎患者，女性较男性多发。组织学特点为胞质着色浅近透明，细胞核异型性小，肿瘤中心区域常出现成簇核间变的肿瘤细胞及假性囊肿。免疫组化无显著特征性表达，通常表达低分子量角蛋白及 Hepatocyte 等标志物。该亚型在分子病理学上与端粒酶的选择性延长（alternative lengthening of telomeres，ALT）有关，这为该亚型患者的靶向治疗提供了潜在靶点。该亚型在影像学方面的表现与非特殊型肝细胞癌基本相似，无特征性改变，而预后也与非特殊型 HCC 无差异。

【富中性粒细胞型肝细胞癌】

富中性粒细胞型肝细胞癌又被称为粒细胞集落刺激因子（granulocyte colony stimulating factor，G-CSF）肝细胞癌，在肝细胞癌中占比不到 1%，该亚型目前病例较少，患者多为 40 岁以上的男性。在组织学形态方面，该亚型肿瘤细胞在镜下可见分化较差，内有弥漫中性粒细胞浸润，局灶呈肉瘤样分化。分子特征主要表现为可产生 G-CSF，影像特征与非特殊型肝细胞癌一致。外周血白细胞、C 反应蛋白和 IL-6 的升高是该亚型的典型临床表现。预后方面，大多数该亚型的患者确诊时已为晚期，无法行手术切除，多采用放化疗及手术的联合治疗方案，总体预后较差，若病理伴有肉瘤样改变，预后则更差。

【富淋巴细胞型肝细胞癌】

富淋巴细胞型肝细胞癌在肝细胞癌中占比不到 1%，也被称为淋巴上皮瘤样肝细胞癌，男性多发，与淋巴上皮瘤样胆管癌不同，该亚型肝细胞癌与 EB 病毒感染无关。该亚型的组织学特征表现为镜下可见明显的淋巴细胞浸润，主要为 CD8$^+$T 细胞，数量超过肿瘤细胞，肿瘤细胞核大、核仁突出，胞质丰富且嗜酸；分子特征方面目前尚无显著特异性的报道；影像特征方面目前报道也很少，仅有的病例特征与非特殊型肝细胞癌一致。该亚型 PD-1 和 PD-L1 的表达通常是阳性，这提示免疫治疗可能对其有效，通常预后良好。

以上从多方面对五种罕见肝细胞癌亚型进行了阐述，临床上对肝细胞癌的亚型进行准确评估不仅有利于对患者开展个性化治疗，也利于预测预后。

撰写：姚孟飞

审校：陈　波

第二节　实例 1：纤维板层型肝细胞癌

【临床资料】

患者，女性，20 岁。

主诉：第 2 次胆道支架植入术后 4 个月，上腹痛伴黄疸 10 余天。

现病史：患者初始症状为无明显诱因的上腹部胀痛不适，无反酸、胃灼热，无恶心、呕吐，无腹泻。后出现全身皮肤黏膜及巩膜黄染，小便深茶色，大便黄色，遂就诊于我院。

既往史：对维生素 K 过敏；否认高血压、糖尿病、冠心病等慢性病史；否认肝炎、结核、伤寒等传染病史。

查体：全身皮肤及巩膜黄染明显；鼻胆管固定在位，引流通畅，每天引出 330 mL 金黄色胆汁；腹平软，脐上腹部压痛，无明显反跳痛及肌紧张，腹部其他部位无明显压痛、反跳痛及肌紧张；肝、脾未触及，Murphy 征阴性，肠鸣音正常，4 次 / 分；双下肢无水肿；心肺查体无特殊。

【检查】

1. 实验室检查

血常规、凝血功能、血生化均正常；乙肝五项、丙肝抗体均为阴性；CA19-9 和 AFP 均在正常范围内。

2. 影像学检查

（1）2019 年 1 月腹部增强 CT（图 1-2-1）：肝右叶多发肿物。

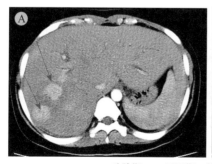
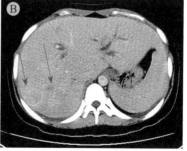

A. 动脉期；B. 延迟期。箭头处为肝右叶占位。

图 1-2-1　腹部增强 CT

（2）2019 年 1 月腹部增强 MRI（图 1-2-2）：肝脏右叶可见多个结节及肿物，大者约 9.7 cm × 12.2 cm，T_1WI 低信号，T_2WI/FS 中高信号，DWI 扩

散受限，增强扫描动脉期明显强化，门脉期及延迟期强化程度降低，不均匀强化，可见假包膜形成，邻近肝脏右叶被膜收缩，门脉右支未见显示；肝门区、腹膜后多发肿大淋巴结，大者约 4.2 cm×3.1 cm；肝脏被膜下少量积液。

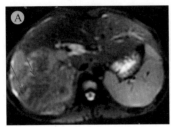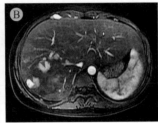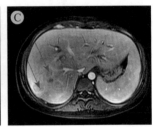

A.DWI；B.动脉期；C.门脉期。箭头处为肝右叶多发肿物。

图 1-2-2　腹部增强 MRI

3. 病理检查

穿刺病理诊断：结合细胞组织学形态及免疫组化染色结果考虑纤维板层型肝细胞癌（图 1-2-3）。免疫组化染色结果：CK8/18（＋），CD34（显示丰富血管），GPC-3（－），AFP（－），CK19（－），CEA（－），CA19-9（－），CA12-5（－），CD10（－），Ki-67（＜3%）。

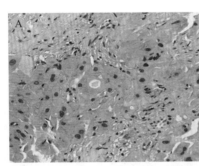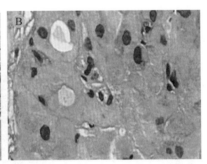

A.100×；B.400×。

图 1-2-3　病理 HE 染色：肿瘤细胞间可见显著纤维化，肿瘤细胞胞质嗜酸，核大、细胞核内可见呈泡状的染色质、核仁明显，局部可见苍白小体与大泡脂肪变

【诊断与鉴别诊断】

本例患者为青年女性，就诊时主要临床表现为上腹部胀痛伴黄疸，无发热、腹部包块等，既往无慢性乙型肝炎、肝硬化等病史。影像学检查提示肝

右叶多发肿物，T_1 低信号，T_2 中高信号，增强扫描动脉期明显强化，无其他远处转移表现。病理结果提示肿瘤细胞间可见呈显著层状排列的瘤内纤维化，肿瘤细胞胞质呈嗜酸性粗颗粒状。结合患者临床表现、查体、影像学检查及病理等结果，首先考虑纤维板层型肝细胞癌。

鉴别诊断如下。

（1）普通型肝细胞癌：患者体检发现肝占位，需考虑肝细胞癌可能。患者 CT 及肝脏增强 MRI 无典型快进快出表现，无乙肝病史，无典型肝硬化表现，AFP 正常，故普通型肝细胞癌可能性较小。

（2）肝转移瘤：患者体检发现肝多发占位，需考虑肝转移瘤可能。肝转移瘤患者多有原发肿瘤病史，特别是消化道肿瘤，增强 CT 及 MRI 表现为中央乏血供，而周边强化明显，B 超表现为"牛眼征"。

（3）肝内胆管癌：患者黄疸明显，结合肝占位需考虑肝内胆管癌可能。肝内胆管癌发病高峰年龄是 55 ～ 75 岁，肿瘤常乏血供，增强 CT 及 MRI 显示延迟期强化明显，周边可伴有末梢胆管扩张。本例患者的影像学检查结果不符合上述表现，故暂不考虑该病。

（4）肝海绵状血管瘤：患者为女性，肿瘤较大，需考虑肝海绵状血管瘤的可能。在 B 超下巨大海绵状血管瘤会表现为高回声和低回声混合的图像，故本例暂不考虑。

（5）肝局灶结节性增生：肝局灶结节性增生为良性病变，多发生于年轻女性，病理特征独特，本例可根据穿刺病理结果排除该诊断。

（6）肝腺瘤：肝腺瘤主要见于有口服避孕药史的育龄妇女，^{99m}Tc-PMT延迟显像会提示肝腺瘤呈强阳性。本例患者无相关用药史，故暂不考虑。

（7）硬化型肝细胞癌：该病好发于老年人，患者常有慢性肝病史，AFP水平有不同程度升高，影像学上通常表现为延迟强化，假包膜征象是其最大的特征。本例患者为青年且无相关病史，故暂不考虑。

【治疗】

患者于 2017 年 11 月行内镜下逆行胰胆管造影 + 鼻胆管引流术。减轻黄疸（简称：减黄）效果良好，于 2017 年 12 月在内镜下行胆道支架植入术，术后恢复顺利。于 2017 年 12 月至 2018 年 1 月行 SOX（奥沙利铂 + 替吉奥）方案化疗 3 个周期，治疗期间无明显不适。后续口服替吉奥单药治疗 1 个周期，治疗后出现白细胞减少，遂停用。其间在当地医院对肝病灶进行放疗，后口服阿帕替尼靶向治疗。患者 2018 年 7 月出现间断发热，伴胆红素升高，于 2018 年 9 月在内镜下行胰胆管造影 + 鼻胆管引流术，术后间断发热，2018 年 11 月底在我院行内镜下胆道支架取出术，后再次出现全身黄染。又于 2019 年 1 月在镜下逆行胰胆管造影 + 鼻胆管引流术，术后仍发热，体温最高达 39.1℃。给予抗炎、补液、减黄、保肝、增强免疫力等对症治疗，患者恢复顺利，后于 2019 年 1 月出院。经 MDT 查房讨论，患者肿瘤体积较大伴反复黄疸、发热，不宜手术，应控制症状、局部治疗降期后再行切除。

【随访及转归】

患者出院 1 个月后复查结果显示凝血功能、血生化、肝脏肿瘤标志物（AFP 和 CEA）均正常，CT 和 MRI 检查未见明显转移进展迹象。末次随访时间 2019 年 6 月。近期未复查。

【专家述评】

纤维板层型肝细胞癌是肝细胞癌中的罕见类型，仅占肝细胞癌的 1% ~ 2%，好发于相对年轻且无肝硬化基础疾病的人群，女性略多于男性。由于缺乏特异性的临床及影像学表现，因此经常被误诊或延误诊断，直到肿瘤较大或发生远处转移或有较为严重的症状时才被发现。唯一的确诊方式是活检病理。本例患者为 20 岁女性，处于纤维板层型肝细胞癌的好发年龄，并且经活检病理明确诊断。

纤维板层型肝细胞癌无典型症状，常见症状有腹部不适、腹痛、腹胀、乏力、厌食、体重减轻。本例患者以黄疸为首发表现，临床并不常见，考虑是因为肿瘤临近肝门区，压迫胆道引起的梗阻性黄疸，为减轻黄疸症状进行了支架治疗。应该注意区分是肝细胞黄疸还是梗阻性黄疸，梗阻性黄疸应与肝外胆道梗阻（如胆道下段肿瘤或胰腺癌肝转移）相鉴别。

纤维板层型肝细胞癌在影像学上多表现为单发巨块，膨胀性生长，瘤体中央有星状瘢痕并将肿瘤分隔，纤维间隔强化期为相对低密度，瘢痕中央可有点状钙化。肝门区淋巴结肿大、发生转移的比例高于非特殊型 HCC。本例患者影像学表现不是特别典型，呈多发肿瘤表现，可见假包膜及肝门区肿大淋巴结，结合患者年龄，应考虑该亚型肝细胞癌的可能。

治疗上，手术切除仍是纤维板层型肝细胞癌最佳的治疗手段，对不适合手术切除的患者可采用肝动脉插管化疗栓塞术（transcatheter arterial chemoembolization，TACE）治疗。本例患者穿刺活检明确诊断后，行减黄、SOX 方案化疗、肿瘤区放疗和靶向治疗，治疗经过复杂，值得探讨。患者治疗后的结果尚可，血液检查指标基本正常，影像学评估肿瘤状态稳定，遗憾的是患者目前失访，希望能完善随访数据及获取后续治疗方案。

撰写：邓弈樵　姚孟飞

述评：毕新宇

第三节　实例 2：硬化型肝细胞癌

【临床资料】

患者，男性，58 岁。

主诉：上腹疼痛 1 年，查体发现肝占位半个月。

现病史：患者于 2020 年 5 月出现上腹疼痛，为阵发性隐痛，近半个月加重，于当地医院行腹部 CT 及胃肠镜检查发现左肝占位，恶性可能性大，胃多发溃疡。为进一步诊治来我院。

既往史：高血压 10 年，口服降压药血压控制良好；否认结核、肝炎等传染病史；偶有饮酒，每次 50 ～ 100 g 白酒，每月 3 ～ 5 次。

查体：全身皮肤黏膜未见黄染、浅表淋巴结未触及明显肿大；腹软，全腹无压痛、反跳痛，肝脾肋下、剑突下未触及，Murphy 征阴性；移动性浊音阴性；肠鸣音 3 次 / 分；心肺查体无特殊。

【检查】

1. 实验室检查

血常规、凝血功能、血生化均正常。乙肝五项、丙肝抗体均为阴性。

CA19-9 和 AFP 均在正常范围内。

2. 影像学检查

（1）2021 年 5 月腹部增强 CT（图 1-3-1）：肝脏左内叶可见类圆形肿物，直径约 4.4 cm，呈快进快出表现。增强扫描可见明显不均匀强化，门脉期及延迟期强化减低，可见假包膜样强化，诊断意见倾向于肝癌。肝脏密度不均匀降低，考虑脂肪肝。

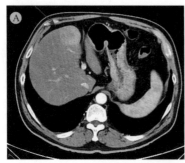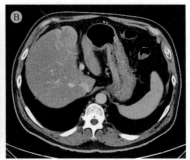

A. 动脉期；B. 延迟期。箭头处为肝左内叶占位。

图 1-3-1　腹部增强 CT

（2）2021年5月腹部增强MRI（图1-3-2）：肝左内叶类圆形肿物，大小3.7 cm×3.5 cm，边界清楚，T_2WI/FS稍高信号，DWI明显高信号，增强扫描动脉期明显强化，门脉期廓清，可见假包膜。考虑肝癌可能性大。

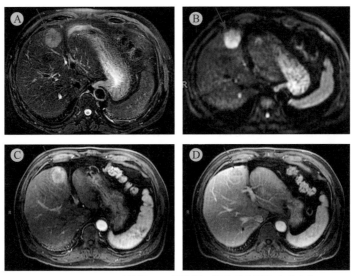

A.T_2；B.DWI；C.动脉期；D.门脉期。箭头处为肝左内叶占位。

图1-3-2　腹部增强MRI

【诊断及治疗】

该患者的肝脏肿瘤经增强CT及MRI检查提示呈典型快进快出表现，虽然患者AFP不高、无肝炎病史，但有饮酒史，经MDT查房讨论，总体考虑肝细胞癌可能性大，建议行手术切除。

患者于2021年6月在全身麻醉（简称：全麻）下行腹腔镜肝中叶肿物切除＋胆囊切除术，术中见肝脏呈暗红色，有肝硬化表现，结合术中超声，肿瘤位于肝4、5段，长径约4.0 cm，质韧，边界欠清。术中距肿物边缘2 cm左右确定切离线，完整切除肝中叶肿物。

术后病理如下。

肉眼表现：肝4b段及部分5段肿物切除标本，大小6 cm×5.5 cm×4 cm，多切面切开，切面见一肿物，大小4.5 cm×3.7 cm×3.5 cm，灰黄、质韧、多结节融合状、界尚清，未见明确出血及坏死；肿物距离肝切缘最近 1.1 cm，局部紧邻肝被膜，肝被膜尚光滑；周围肝灰红、灰褐、质中。

镜下表现：肝 4b 段及部分 5 段肿物切除标本，肿瘤细胞胞质红染，伴纤维组织增生，局部伴脂肪变性，倾向硬化型肝细胞癌（图 1-3-3、图 1-3-4）。肿瘤最大径 4.5 cm（属于中肝癌），未累及肝被膜；未见微血管侵犯（microvascular invasion，MVI；MVI 分组：M0），未见卫星结节；肝基底切缘未见癌；周围肝 Scheuer 评分：炎症 S1，肝纤维化 S3，伴脂肪变性。免疫组化显示肝细胞癌 CD68（−），CK7（2+），CK19（−），AFP（+），GPC-3（−），Ki-67（5%），Hepatocyte（3+）（图 1-3-5）。胆囊颈淋巴结一枚，未见转移癌。pTNM：pT1bN0。

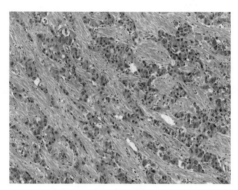

图 1-3-3　肿瘤细胞间可见显著层状排列的瘤内纤维化，肿瘤细胞分隔成巢状结构（放大倍数：100×）

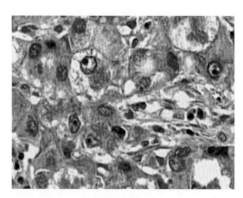

图 1-3-4　肿瘤细胞为嗜酸细胞质的大的多角细胞，可见大核，细胞核内常可见呈泡状的染色质，核仁明显，局部可见脂肪变（放大倍数：100×）

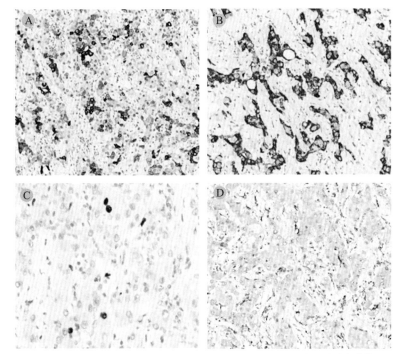

A. 肿瘤细胞 CK7 阳性表达（放大倍数：100×）；B.Hepatocyte 强阳性表达（放大倍数：100×）；
C. Ki-67 指数约为 5%（放大倍数：400×）；D.CD68 阴性表达（放大倍数：200×）。

图 1-3-5　免疫组化染色

【治疗结果、随访及转归】

本例患者为罕见亚型肝细胞癌，再次进行 MDT 讨论进一步的治疗方案，考虑患者切缘足够，无 MVI，总体无预后不良因素，建议定期复查。此后患者每 3～6 个月定期复查，末次复查时间 2022 年 7 月，胸腹增强 CT 及肝增强 MRI 均未见明显复发与转移征象。截至本次随访，患者无瘤生存 13 个月。

【病理亚型特征鉴别】

病理亚型主要需与纤维板层型肝细胞癌相鉴别。

本例患者病理结果与纤维板层型肝细胞癌相比，镜下可见瘤内纤维化大于 50%，杂乱分布的胶原结缔组织将癌细胞分隔为小的巢，且癌细胞形态呈多边形或卵圆形。此外，本例患者免疫组化 AFP 阳性、Hepatocyte 强阳性提示原发性肝细胞癌，CD68 阴性不支持纤维板层型肝细胞癌的诊断，但肿瘤细胞 CK7 阳性，因此如果对该肿瘤进行 *DNAJB1-PRKACA* 基因融合检测后结果呈阴性，则更加支持硬化型肝细胞癌诊断。

【专家述评】

本例患者从流行病学特征来看，发病年龄近 60 岁，既往无肝炎病史，但结合术前腹部 CT 扫描考虑脂肪肝，术中探查及术后病理所示肝硬化的表现来看，考虑是脂肪肝和（或）饮酒所致肝硬化引起的肝癌。影像学特征方面，增强 CT 和增强 MRI 均呈现肝癌典型的快进快出表现，同时在增强 MRI 上可见动脉期强化（呈外周环状强化而中心延迟强化），这是硬化型肝细胞癌较为典型的动脉期强化特征。平扫 CT 可见不均匀低密度，边缘环周稍高密度，这考虑是瘤内纤维化的表现。从病理特征来看，术后病理组织在低倍镜下呈现广泛的瘤内纤维化，且纤维化分隔之间可见小的瘤细胞巢，高倍镜下细胞形态呈多边形或卵圆形，形态较为典型，结合免疫组化 CD68 阴性及 CK7 阳性的结果首先考虑硬化型肝细胞癌，如果再行 *DNAJB1-PRKACA* 基因融合检测，排除纤维板层型肝细胞癌，本病例的诊断过程将更加完整。

撰写：邓弈樵　姚孟飞

述评：陈　波

参考文献

[1] MCGLYNN K A, PETRICK J L, EL-SERAG H B. Epidemiology of hepatocellular carcinoma. Hepatology, 2021, 73 Suppl 1（Suppl 1）: 4-13.

[2] KULIK L, EL-SERAG H B. Epidemiology and management of hepatocellular carcinoma. Gastroenterology, 2019, 156（2）: 477-491.

[3] NAGTEGAAL I D, KLIMSTRA D S, WASHINGTON M K. Tumours of the appendix, WHO classification of tumours: digestive system tumours. 5th ed. Lyon, France: International Agency for Research on Cancer, 2019.

[4]　CALDERARO J，ZIOL M，PARADIS V，et al. Molecular and histological correlations in liver cancer. J Hepatol，2019，71（3）：616-630.

[5]　HONEYMAN J N，SIMON E P，ROBINE N，et al. Detection of a recurrent DNAJB1-PRKACA chimeric transcript in fibrolamellar hepatocellular carcinoma. Science，2014，343（6174）：1010-1014.

[6]　CHAUDHARI V A，KHOBRAGADE K，BHANDARE M，et al. Management of fibrolamellar hepatocellular carcinoma. Chin Clin Oncol，2018，7（5）：51.

[7]　NJEI B，KONJETI V R，DITAH I. Prognosis of patients with fibrolamellar hepatocellular carcinoma versus conventional hepatocellular carcinoma：a systematic review and meta-analysis. Gastrointest Cancer Res，2014，7（2）：49-54.

[8]　TORBENSON M S. Morphologic subtypes of hepatocellular carcinoma. Gastroenterol Clin North Am，2017，46（2）：365-391.

[9]　CALDERARO J，COUCHY G，IMBEAUD S，et al. Histological subtypes of hepatocellular carcinoma are related to gene mutations and molecular tumour classification. J Hepatol，2017，67（4）：727-738.

[10]　SAMDANCI E T，AKATLI A N，SOYLU N K. Clinicopathological features of two extremely rare hepatocellular carcinoma variants：a brief review of fibrolamellar and scirrhous hepatocellular carcinoma. J Gastrointest Cancer，2020，51（4）：1187-1192.

[11]　VIJ M，CALDERARO J. Pathologic and molecular features of hepatocellular carcinoma：an update. World J Hepatol，2021，13（4）：393-410.

[12]　SAKAMOTO Y，KAMIYAMA T，YOKOO H，et al. Hepatocellular carcinoma producing granulocyte colony-stimulating factor：diagnosis and treatment. Int Cancer Conf J，2018，8（1）：12-16.

[13]　CHAN A W，TONG J H，PAN Y，et al. Lymphoepithelioma-like hepatocellular carcinoma：an uncommon variant of hepatocellular carcinoma with favorable outcome. Am J Surg Pathol，2015，39（3）：304-312.

[14]　HILMI M，NEUZILLET C，CALDERARO J，et al. Angiogenesis and immune checkpoint inhibitors as therapies for hepatocellular carcinoma：current knowledge and future research directions. J Immunother Cancer，2019，7（1）：333.

第二章

肝内胆管癌罕见类型

第一节　概述

【定义】

肝内胆管癌（intrahepatic cholangiocarcinoma，ICC）是来源于胆管上皮细胞、发生于肝内胆管系统的恶性肿瘤，发病率仅次于肝细胞癌，且患病人数逐年增长。肝内胆管癌的发病率因地理区域而异，北美和欧洲每年有（0.4～3.4)/10万人发病，亚洲人群发病率高于欧美，每年有（1～85）/10万人发病。除常见的普通型腺癌外，ICC还包括鳞状细胞癌、胆管黏液癌、印戒细胞癌、透明细胞癌、黏液表皮样癌、淋巴上皮瘤样胆管癌及肉瘤样肝内胆管癌等罕见类型。

【病理分型及病因】

鳞状细胞癌：非常罕见的肝内胆管癌类型，目前全球报道仅30余例，发病可能与慢性炎症、肝畸胎瘤、孤立性非寄生虫性肝囊肿有关。临床可表现为右上腹痛、黄疸及体重减轻等。病理可见肿瘤由具有鳞状细胞分化的癌巢和丰富的纤维间质构成；肿瘤细胞大小相对一致，细胞核不规则，呈椭圆形、梭形、多边形；染色质结构致密，核仁明显，分化良好时可见细胞内角化物、角化珠、细胞间桥等提示鳞状分化特征的显微镜下表现。肿瘤细胞可浸润周围胆管，胆管可表现为柱状上皮向鳞状上皮化生。肿瘤细胞CK5/6、EP4、p63、CK7呈阳性。EMA和CEA呈局灶性阳性反应，少数肿瘤细胞的

ChrA 和 CD56 染色呈阳性。CK20、CDX2、Villin、MUC5AC、MUC2、Syn、Vimentin 均为阴性。文献报道未显示 *KRAS* 及 *IDH1/2* 基因突变。

胆管黏液癌：可发生于肝内外胆管，病因与胆道结石及胆道反复炎症感染有关，临床症状明显，包括腹痛、黄疸、发热及全身中毒症状，与病毒性肝炎肝硬化无关。病理显示大量分泌黏蛋白形成细胞外黏液的肿瘤细胞取代了正常肝实质和胆管，排列成乳头状或管状结构，不含纤维血管轴心。胞质透明，核质比较少，可形成印戒样。由于其形态与结直肠黏液腺癌类似，需通过免疫组化鉴别是否为肠癌转移，另需与肝包囊虫病进行鉴别。肿瘤细胞 MUC2、MUC5AC、MUC6 和 CK7 呈阳性，CK20、CDX2、HepPar-1，AFP 和 Glypican3 均为阴性，这有助于鉴别原发胆管癌和转移癌等。

胆管透明细胞癌：此类型的肝内胆管癌非常罕见，全球仅有 10 例报道，病因不明，可能与慢性肝病相关。临床可无明显症状，或因肿瘤体积增大引起腹部胀痛等不适。病理显示肿瘤细胞几乎全部胞质透明，呈巢片状或条索腺管状排列，间质呈玻璃样变。肿瘤细胞表达 CK7、CK19，不表达肝细胞癌标志物，这可以与肝细胞癌透明细胞型进行鉴别。

黏液表皮样癌：来源于肝胆系统中肝外胆管、胆囊管和肝内大胆管上皮下层的分泌腺，称为胆管周腺。此类型肿瘤在肝内胆管内呈乳头状或实性生长。组织学特征与涎腺发生的黏液表皮样癌相似，包括黏液细胞、表皮样细胞和中间型细胞，伴或不伴角化，混合存在，或以某一种为主。肿瘤黏液细胞表达 CK7、PAS 染色和奥辛蓝染色均为阳性；表皮样细胞 CK5/6、p40 阳性，CK7 阴性；中间细胞同时表达 CK7 和 p40；三种成分中 CK20 和 CA19-9 均为阴性。

淋巴上皮瘤样癌：大约 70% 的淋巴上皮瘤样癌与 EB 病毒感染有关，常表现为未分化或低分化的肿瘤细胞排列成巢状、小叶状或合胞体样；肿瘤间质内可见大量淋巴细胞浸润；肿瘤细胞 AE1/AE3、CK7 及 CK19 阳性，

CK20 及 HepPar-1 为阴性；PD-L1 常常呈高表达。分子病理未检测到 *CCND1* 扩增或 *FGFR2* 融合，但靶向 NGS 提示 *pTERT* 和 *TP53* 突变频率较高。

肉瘤样胆管癌：多数学者认为上皮 – 间质转化（epithelial-mesenchymal transition，EMT）是肉瘤样胆管癌发病过程中关键的一环，即上皮来源的癌细胞向肉瘤分化。肿瘤通常为管内生长型，含腺癌和肉瘤两种成分，可见上皮样细胞和梭形细胞。肿瘤细胞呈弥漫性、浸润性生长，常表现为腺泡样或上皮样排列。胞质丰富，部分呈嗜酸性。核大、核仁明显，部分可见核旁空泡。间质内可见大量红细胞渗出，血管充血，形似上皮瘤样改变。肿瘤细胞 CK、CK19、CD99、CD68 及 CD163 阳性、网状纤维染色（细胞巢周阳性）有提示意义。

【影像学特征】

临床上常采用超声、增强 CT 及 MRI 检查等影像学手段发现肿瘤，肝内胆管透明细胞癌在增强 CT 中表现为异质性强化，肝内胆管黏液癌则显示胆管扩张，行内镜下逆行胰胆管造影术的治疗和活检时可见扩张导管内充满黏液。通过影像学手段鉴别鳞状细胞癌和肝细胞癌或转移癌时，可以做 MRI 的延迟对比检查，鳞状细胞癌会显示病变周围强化。

【治疗和预后】

总体而言，以上肝内胆管癌的亚型发病率低，且由于缺乏对这几类疾病的系统性研究和认识，临床尚无针对性治疗方案，通常在分期及患者身体条件允许情况下，首选手术治疗。肉瘤样癌患者大部分在术后 1 ～ 2 年内死亡。肝内胆管黏液癌和透明细胞胆管癌在国内和国外均有存活时间较长病例的报道。对于这几种罕见类型，病理诊断很重要，需要对组织学和免疫组化检测结果仔细判读，做出正确诊断，从而为临床诊治方案的选择提供依据。

撰写：杨惠茹

审校：李智宇

第二节　实例1：肝内胆管混合性腺鳞癌

【临床资料】

患者，男性，64岁。

主诉：间断上腹痛、发热10个月，肝内胆管癌术后4个月。

现病史：患者2019年1月无明显诱因出现上腹部隐痛，发热，体温最高38.6 ℃，不伴黄疸。2019年7月行左半肝＋胆囊切除术，肿瘤大小5.5 cm×4 cm×0.7 cm，术后病理提示为鳞状细胞癌伴坏死。为进一步诊治来我院。

既往史：20余年前因横结肠中分化腺癌（T3N0M0）行根治性切除术，术后行2个周期化疗（具体方案不详）；冠心病10余年，糖尿病8余年；否认高血压；否认肝炎、结核等传染病史。

查体：患者消瘦，全身皮肤黏膜未见黄染、浅表淋巴结未触及明显肿大；腹软，全腹无压痛、反跳痛，肝脾肋下未触及，Murphy征阴性，肠鸣音正常；双下肢无水肿；心肺查体无特殊。

【检查】

1. 实验室检查

血常规、凝血功能、血生化均正常。乙肝五项、丙肝抗体均为阴性。CA19-9和AFP均在正常范围内。

2. 影像学检查

2019年5月腹部增强CT：肝右叶、肝尾叶内见多发肿物（图2-2-1），环形强化，部分呈融合状，大者约11.8 cm×6.9 cm，与胰腺、胃壁关系密切，包绕腹腔干及脾动、静脉；考虑恶性，转移瘤可能性大；门静脉主干内可见充盈缺损；前腹膜可见软组织肿物，约 4.2 cm × 2.6 cm，明显强化，考虑为转移瘤。

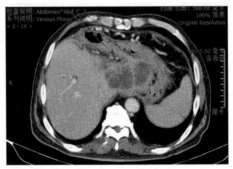

箭头处为肝右叶及尾叶占位。

图 2-2-1 腹部增强 CT 示肝右叶、肝尾叶内见多发肿物

3. 病理学检查

穿刺活检病理：肿瘤主要呈实性巢片状、浸润性生长（图 2-2-2），可见细胞间桥及细胞内角化（图 2-2-3），符合鳞状细胞癌成分，另见少量管状腺癌成分（未显示），符合混合性腺鳞癌。

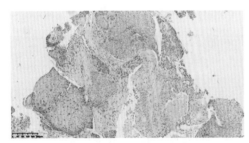 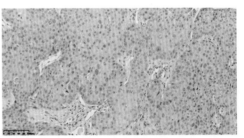

图 2-2-2 低倍镜下：肿瘤呈实性巢片状、浸润性生长（HE 染色：40×）　图 2-2-3 高倍镜下：肿瘤呈实性巢片状，可见细胞间桥及细胞内角化（HE 染色：200×）

【诊断与鉴别诊断】

本例患者为老年男性，慢性起病，此次主要临床表现为上腹痛伴发热，无黄疸、腹部包块等，有肝内胆管鳞状细胞癌手术史，无慢性乙型肝炎、肝硬化等病史。影像学检查结果提示肝右叶、肝尾叶内见多发肿物，前腹膜转移瘤可能。入院后活检病理结果提示混合性腺鳞癌。结合患者上述表现，符

合肝内胆管腺鳞癌复发。

鉴别诊断如下。

（1）肝细胞癌：患者体检发现肝占位，需考虑肝细胞癌可能。患者无乙肝病史，无典型肝硬化表现，AFP正常，故肝细胞癌可能性较小。

（2）肝转移瘤：患者影像学检查可见多发肿瘤，且有结肠癌病史，需考虑结肠癌肝转移；另患者有胆管癌病史，亦要考虑胆管癌复发转移可能，活检病理结果支持后者。

（3）肝脓肿：患者以腹痛、发热起病，需考虑肝脓肿可能。

【治疗经过】

患者活检病理结果显示鳞癌。予以GP方案化疗，具体为吉西他滨1.4g ivgtt d1/d8，顺铂30 mg ivgtt d2～4，每21天为1个周期。患者化疗后发热缓解，但化疗期间出现了肾功能不全、心功能不全的情况，给予保肾、强心、利尿等对症治疗后症状较前好转。患者高凝状态，给予那屈肝素钙注射液进行抗凝治疗。患者还有疼痛症状，给予芬太尼透皮贴及吗啡注射液止痛治疗。治疗一段时间后患者及家属要求出院。

【随访及转归】

经MDT查房讨论，认为本例患者肿瘤分期较晚，且既往有肝切除手术史，暂不宜手术，推荐辅助化疗为主。出院3个月后，患者家属至门诊取药，诉患者自觉恢复良好无不适症状。后失访。

【专家述评】

胆管癌起源于胆管系统上皮细胞，由于胆管上皮细胞为腺上皮细胞，所以鳞状细胞癌非常罕见，肝外胆管包括胆囊发生鳞状细胞癌偶见报道，肝内胆管鳞状细胞癌更为罕见，经病理学检查确诊的完全由鳞状细胞癌构成的肝内胆管癌在文献中仅有1例报道，其余报道多为混合型腺鳞癌病例。本例患者也为混合型的腺鳞癌，镜下既可见含角化珠的鳞状细胞癌巢，也可见腺管结构的癌细胞，取材样本是否显示两种肿瘤成分很重要。

关于胆管细胞鳞癌的起源有多种假设，有学者认为是在胆道结石、胆道寄生虫、胆管慢性炎症刺激下胆道腺上皮鳞状化生后恶变所致。也有文献报道，由于肝畸胎瘤及肝囊肿在胚胎发育期间具有不同组织来源的细胞，其中包括鳞状细胞成分，之后可发展为胆管鳞状细胞癌。也有学者认为未分化癌的肿瘤细胞具有向鳞状细胞分化的潜能。

国外学者曾将单纯胆管细胞腺癌患者与胆管混合鳞癌患者进行预后比较，有鳞状细胞癌成分的患者预后较差，术后复发转移率明显高于完全腺癌细胞成分患者。本例患者预后与文献报道相符，术后仅 3 个月就出现复发、淋巴结广泛转移，也一定程度上印证了胆管鳞状细胞癌预后差的说法。

肝内胆管鳞状细胞癌具有更高的侵袭性和更恶性的生物学表现，较为罕见。本例患者及既往文献报道的预后情况均比常见的胆管细胞腺癌差，有较高的复发率及淋巴结转移发生率，在手术切除肝脏病灶后应考虑进行区域淋巴结清扫，另外建议行术后辅助化疗以降低术后复发率。

撰写：邓弈樵　杨惠茹

述评：李智宇

第三节　实例 2：肝内胆管透明细胞癌

【临床资料】

患者，女性，52 岁。

主诉：右上腹疼痛 2 周。

现病史：2 周前患者自觉右上腹部疼痛，无放射痛，无发热及其他不适。于外院就诊行超声检查提示肝右叶实性占位，性质待定，考虑肝癌？脓肿？建议进一步检查。患者就诊于我院，近 1 个月体重无明显变化。

既往史：无肿瘤相关病史，否认结核、肝炎等传染病史。

查体：消瘦，全身皮肤黏膜未见黄染、浅表淋巴结未触及明显肿大。肝颈静脉回流征阴性，双侧颈静脉无怒张；腹软，全腹无压痛、反跳痛，肝脾肋下、剑突下未触及，Murphy 征阴性。

【检查】

1. 实验室检查

血常规、凝血功能、血生化均正常、肝炎（乙肝、丙肝）系列均阴性。

肿瘤标志物 CEA 8.05 ng/mL，CA19-9、AFP 正常。

2. 影像学检查

2021 年 8 月腹部增强 CT：肝脏右前叶不规则肿物，边缘模糊，最大截面 8.7 cm×6.0 cm（图 2-3-1），增强扫描动脉期边缘可见不均匀强化，中心呈不规则低强化区，门脉期及延迟期强化略向内充填，影像表现首先考虑为胆管癌（图 2-3-2）。

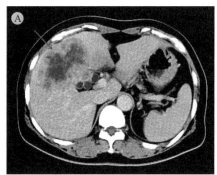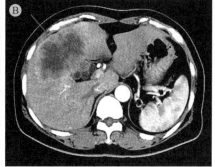

A. 门脉期；B. 动脉期。

图 2-3-1　腹部增强 CT：箭头示肝脏右前叶不规则肿物

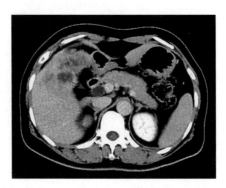

图 2-3-2　腹部增强 CT：箭头示胆总管增宽，最大直径达 1.7 cm

【诊断与鉴别诊断】

本例患者为中年女性，此次主要临床表现为右上腹部不适，不伴发热、黄疸等其他不适，无肝炎、肝硬化等病史，影像学检查提示肝右前叶肿物，动脉期边缘环形强化，门脉期及延迟期略有充填，符合胆管癌的表现，伴有CEA升高。结合患者临床表现、病史、查体、影像学检查等结果，考虑恶性病变，肝内胆管癌可能。

鉴别诊断如下。

（1）肝内胆管癌：病理类型多为腺癌，最常见的症状是右上腹疼痛和体重减轻，约 25% 的患者会出现黄疸。AFP 水平正常，某些患者 CEA 或 CA19-9 水平可升高。肿瘤常为乏血供，CT 及 MRI 可见局灶性肿块，肿块周围胆管可扩张，增强扫描的典型表现是肿块有周边或中心强化。本例考虑此诊断，但需警惕是少见的病理类型。

（2）胆囊癌侵犯肝脏：本例患者的肿瘤位于肝 5 段，影像提示胆管源性恶性肿瘤表现，且胆囊显示不清，因此需与胆囊癌侵犯肝脏相鉴别。胆囊癌患者常伴有慢性胆囊炎和胆囊结石病史。胆囊癌侵犯肝脏，如肝脏肿块较大，常提示病程较长，病期较晚。胆囊病变常伴有明显上腹部不适或疼痛症状，影像提示有胆囊内占位或胆囊壁弥漫性肿物，病期晚、病程长的患者可伴有明显肝门区甚至腹膜后淋巴结转移，肝脏侵犯范围广的患者，常伴有肝内多发转移。本例患者无慢性胆囊炎及胆囊结石病史；胆囊虽然显示不清，但未见明确肿物；肝脏病变较大，但未见明显区域淋巴结肿大。

（3）肝脓肿：典型症状为寒战、高热、肝区疼痛及肝大。实验室检查可见白细胞计数及中性粒细胞计数百分比高，CT 检查常可见明显的低密度区，形状为圆形或椭圆形，部分病灶内可以看见气体或者气液平面。增强 CT 可以发现脓肿壁呈规则的环形强化，厚度比较均匀，呈典型的"牛眼征"，部分脓肿的内部可以看见分隔或者蜂窝状的强化。本例患者暂不考虑此诊断。

【治疗】

完善相关检查，并经过术前 MDT 讨论后，患者于 2021 年 9 月在全麻下行手术治疗。术中探查见肝脏暗红色，无肝硬化表现；肝肿瘤位于肝中叶，直径约 9 cm，侵犯肝被膜；胆囊区被肿瘤占据，未探及胆囊，胆总管中段质硬，肿瘤侵犯结肠肝区，与十二指肠粘连，肝十二指肠韧带及胰头后十二指肠乳头区可触及多个肿大质硬淋巴结。术中诊断胆囊癌侵犯肝脏及肝门胆管、右半结肠，遂决定行胆囊癌扩大根治术（肝中叶切除术联合胆囊切除、胆总管部分切除、右半结肠切除、肝门部淋巴结清扫、肝总管空肠吻合、回肠结肠吻合）。手术时长 5 小时 40 分钟，术程顺利，患者术中出血 400 mL，输悬浮红细胞 2 U、血浆 300 mL，留置引流管 2 根，术后安返病房。

术后病理：肝内低分化胆管癌，部分肿瘤细胞质透明，呈透明细胞癌形态（图 2-3-3）；肿瘤侵及肝被膜，侵至胆囊壁肌层，未累及胆囊黏膜层，侵及结肠浆膜层至黏膜下层；可见脉管瘤栓及神经侵犯（图 2-3-4）。周围肝 Scheuer 评分：炎症 G1，纤维化 S0。肝切缘未见癌。淋巴结转移性癌 7/35（图 2-3-5），未累及淋巴结被膜外。胰头后至十二指肠乳头旁淋巴结（13 组）2/5，肝十二指韧带淋巴结（12p 组）1/1，结肠壁淋巴结 4/16，结肠系膜淋巴结 0/3，回肠周淋巴结 0/10。pTNM：pT4N1 ⅢB 期。免疫组化结果：CK7（2+，图 2-3-6），CK19（+），AFP（−），CA19-9（−），CD34（−），

CK18（－），GPC-3（－），Hepatocyte（－），Ki-67（30%），EMA（2+），MUC6（－），EGFR（3+），HER2（+）。

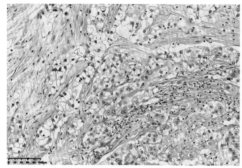

图 2-3-3　HE 染色：肿瘤呈条索状、腺样结构，胞质空亮、嗜酸及透明（放大倍数：200×）　　图 2-3-4　HE 染色：肿瘤侵犯神经（放大倍数：200×）

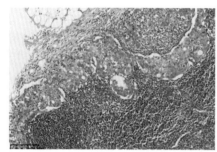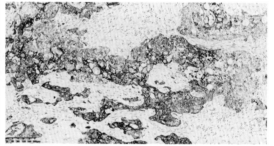

图 2-3-5　HE 染色：淋巴结转移（放大倍数：100×）　　图 2-3-6　免疫组化染色：肿瘤细胞质、胞膜弥漫强阳性表达 CK7（放大倍数：200×）

【治疗结果、随访及转归】

术后第 2 天患者进清流食，第 6 天恢复半流食。第 7 天复查血生化：ALT 114.9 U/L，AST 68.6 U/L，TBIL 21.3 μmol/L，血常规未见明显异常。第 8 天拔除引流管，术后第 12 天出院。根据患者术后病理分期，经肿瘤内科会诊，建议术后行全身系统治疗，于 2021 年 11 月至 2022 年 2 月于外院行化疗 6 个周期（具体方案未知）。2022 年 2 月 21 日于我院查血常规、血生化、肿瘤标志物均未见明显异常。2022 年 2 月 23 日于我院行 CT 及 MRI 检查提示肿瘤复发（图 2-3-7 ～图 2-3-9）。近期电话随访，患者失访。

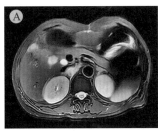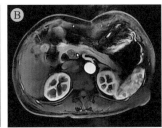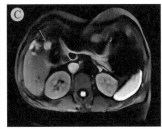

A. T₂；B. 动脉期；C. DWI。箭头处为胆囊窝结节。

图 2-3-7　箭头示胆囊窝区可见异常信号结节，大小约 1.7 cm×1.6 cm，
增强扫描可见明显强化

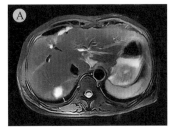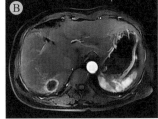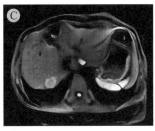

A. T₂；B. 动脉期；C. DWI。箭头处为肝右后叶结节。

图 2-3-8　肝右后叶异常信号结节，约 2.3 cm×2.2 cm，T₂WI/FS 中央呈高信号，
边缘呈中高信号，增强扫描可见明显环形强化，DWI 呈不均匀高信号，考虑为转移

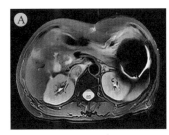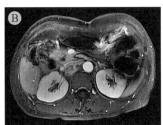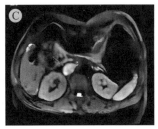

A. T₂；B. 动脉期；C. DWI。箭头处为腹膜后肿大淋巴结。

图 2-3-9　腹膜后肿大淋巴结，直径约 2 cm，T₂WI/FS 呈中高信号，
增强扫描不均匀强化，DWI 高信号，考虑转移

【专家述评】

透明细胞癌是卵巢和肾脏比较常见的恶性肿瘤亚型。有报道在肝、胆囊、肺、甲状腺等器官也可发生，但是发生在肝内相对比较罕见，即使在世界范围内，肝内胆管透明细胞癌也多为个案报道。

肝内胆管透明细胞癌的病因不明，与年龄、性别因素及常见的 ICC 致病原因（病毒性肝炎）之间的相关性仍不明确。有文献报道称这一罕见的肿瘤可能与反应性胆管增生或胆管腺瘤病变相关。

与其他类型的肝癌一样，肝内胆管透明细胞癌在症状、体征等方面也无典型特点。在检查方面，实验室检查多无 AFP 的升高，可伴或不伴有 CEA 和 CA19-9 的升高；在影像学检查方面，常规影像学检查表现与常见腺癌类型的 ICC 也无明显区别。但是，也有报道称在增强 CT 或增强 MRI 检查中判断为晚期的肿瘤内可存在持续强化特点，可与非特殊型 ICC 相鉴别。本例患者为中年女性，且无任何肝炎病史，以右上腹痛为主要表现，术前 AFP、CA19-9 均正常，但伴有 CEA 的轻度升高（CEA 8.05 ng/mL）。影像学表现符合乏血供 ICC 的肿瘤特点，肿瘤位于胆囊床区且胆囊显示不清，导致术前及术中判断不除外胆囊癌侵犯肝脏。术后复发区域影像局部表现为富血供特点（图 2-3-7），与 Fernandes SR 报道特点有相似之处，可能提示与透明细胞成分比例相关。

组织病理学是诊断的金标准，除常规组织形态学典型表现外，免疫组化检测在其诊断和鉴别方面也发挥重要作用。CD10 和 PAX-8 蛋白表达阴性可以和转移性肾脏透明细胞癌相鉴别。Hepatocyte、AFP 阴性和组织形态结构可以排除 HCC。在特异性组化标志物方面，有报道称透明细胞胆管癌可特异性表达 CD56，因其在 ICC 中罕见表达，一般出现在慢性肝病引起的反应性胆管增生和胆管腺瘤中，据此推测肝内胆管透明细胞癌可能起源于反应性胆管增生或胆管腺瘤病变。本例患者病理形态学表现为肝内低分化胆管癌，部分肿瘤细胞质透明，呈透明细胞癌形态（图 2-3-3）；免疫组化：CK7（2+，图 2-3-6），AFP（−），CA19-9（−），CD34（−），CK18（−），GPC-3（−），Hepatocyte（−），均支持肝内胆管透明细胞癌诊断。

在治疗方式和预后方面，肝内胆管透明细胞癌与 ICC 一样，外科手术是唯一的根治性治疗手段；因其是一种病理类型罕见的恶性肿瘤，目前无有效的围手术期化疗方案，放射治疗的有效性也不详。在预后方面，虽然有报道称透明细胞型 ICC 可能比普通 ICC 预后更好，但仍缺少大样本的数据和确凿的理论证据支持。本例患者发现时肿瘤范围广，虽然行扩大性根治切除术，但术后病理分期显示 pT4N1，ⅢB 期，提示预后不佳。术后常规化疗 6 个周期后，仍然在短期内复发，复发时间和方式符合 ICC 特点。因此，仍需要进一步采取综合治疗手段以改善预后。

撰写：李　新　杨惠茹

述评：周健国

参考文献

[1] SAHA S K, ZHU A X, FUCHS C S, et al. Forty-year trends in cholangiocarcinoma incidence in the U. S. : intrahepatic disease on the rise. Oncologist, 2016, 21 (5): 594-599.

[2] TAMAOKA K, TANEMURA M, FURUKAWA K, et al. Primary intrahepatic squamous cell carcinoma with histological collision of adenocarcinoma and squamous cell carcinoma: a case report. Am J Case Rep, 2018, 19: 1184-1191.

[3] KIRKEGAARD J, GRUNNET M, HASSELBY J P. A fatal case of primary basaloid squamous cell carcinoma in the intrahepatic bile ducts. Case Rep Pathol, 2014, 2014: 410849.

[4] LIN B Y, WU C C, TSAI T H. Intrahepatic mucinous cholangiocarcinoma. Kaohsiung J Med Sci, 2020, 36 (9): 757-758.

[5] FERNANDES S R, BALDAIA C, PINTO MARQUES H, et al. Intrahepatic clear cell cholangiocarcinoma - An uncommon histologic subtype: case report and literature review. Rev Esp Enferm Dig, 2017, 109 (5): 382-385.

[6] KATO K, HARA Y, NISHIDA A, et al. Primary mucoepidermoid carcinoma of the intrahepatic bile duct: a case report. Clin Case Rep, 2022, 10 (2): e05359.

[7]　TSAI J H，LIAU J Y，LEE C H，et al. Lymphoepithelioma-like intrahepatic cholangiocarcinoma is a distinct entity with frequent pTERT/TP53 mutations and comprises 2 subgroups based on epstein-barr virus infection. Am J Surg Pathol，2021，45（10）：1409-1418.

[8]　沈小英，江进，张建中，等. 淋巴上皮瘤样肝内胆管癌临床病理分析. 诊断病理学杂志，2021，28（12）：1044-1047.

[9]　WANG L，DONG H，NI S，et al. Programmed death-ligand 1 is upregulated in intrahepatic lymphoepithelioma-like cholangiocarcinoma. Oncotarget，2016，7（43）：69749-69759.

[10]　江奇禹，刘汉忠，沈雄山. 肉瘤样肝内胆管细胞癌 1 例. 中国现代普通外科进展，2021，24（7）：583-585.

[11]　KIM H M，KIM H，PARK Y N. Sarcomatoid cholangiocarcinoma with osteoclast-like giant cells associated with hepatolithiasis：a case report. Clin Mol Hepatol，2015，21（3）：309-313.

[12]　魏淑飞，黄文勇，程林，等. 肝内肉瘤样胆管细胞癌 1 例. 临床与实验病理学杂志，2017，33（3）：350-351.

[13]　YAMAMOTO T，ABE T，OSHITA A，et al. Intrahepatic cholangiocarcinoma with clear cell type following laparoscopic curative surgery. Surg Case Rep，2020，6（1）：264.

第三章

肝肉瘤样癌

第一节 概述

【定义】

肝肉瘤样癌（sarcomatoid carcinoma of the liver，SC）是一种恶性上皮源性肿瘤，主要为恶性间叶样肿瘤成分（肉瘤样），也可以混合肝细胞癌或胆管癌成分。与癌肉瘤（如高级别未分化肉瘤、纤维肉瘤、横纹肌肉瘤、软骨肉瘤等）的区别点在于是否存在真正的肉瘤成分（注：因二者组织学形态有交叉，诊断标准受干扰因素较多，因此在本文肉瘤样癌及癌肉瘤一并描述，统一使用 SC）。该肿瘤好发于中老年人，病因不明，恶性程度高，预后差。

【流行病学】

即使在全球范围内，SC 仍是一种罕见的肝脏恶性肿瘤，仅占所有肝原发恶性肿瘤的 0.2%，平均发病年龄 55 岁；目前报道的病例中，男性发病率高于女性，性别比约为 3 ∶ 1。SC 比肝细胞癌和胆管癌侵袭性更高，预后更差。

【病因】

成人 SC 多为散发性，来源可能为肝细胞或胆管细胞，病因尚不明确，可能与乙肝病毒持续感染或反复进行介入手术操作有关。有研究表明，SC 的发生可能与上皮间充质转化（epithelial-to-mesenchymal transition，EMT）有关，与舒尼替尼的获得性耐药也有一定相关性。

【组织病理形态】

此类型肿瘤由单一肉瘤样成分或肉瘤样及典型原发性肝癌混合成分组成：一种为典型肝癌成分；另一种为由恶性梭形细胞组成的肉瘤样成分，且二者之间可存在一定程度的移行；其中癌细胞成分可来源于肝细胞，也可来源于胆管细胞。肉瘤样成分的特点为在镜下可见大量梭形细胞呈束状或轮辐状排列；肿瘤细胞核细长，核仁明显，胞质丰富且呈嗜酸性改变，分裂象易见。

在癌性成分和肉瘤样成分的过渡区，上述两种成分混合存在，其中癌性成分呈岛状散在分布于肉瘤样背景中。

须注意的是，肉瘤样成分可表现出典型肉瘤成分，包括横纹肌肉瘤、高级别未分化肉瘤或纤维肉瘤等，此时称为癌肉瘤更合适。

【免疫组化】

此类型肿瘤的两种成分均可表达 AFP。上皮细胞性标志物 CK 等阳性表达，分化型癌成分强阳性表达，肉瘤样成分弱阳性表达。分化型癌细胞波形蛋白不表达，肉瘤样组织波形蛋白强阳性表达。

【临床表现及实验室检查】

SC 早期临床表现缺乏特异性，晚期由于肿瘤生长，可表现出不同程度的腹痛、腹胀等消化道症状，伴消瘦、低热、黄疸等恶性肿瘤的消耗症状。若合并肝硬化，可伴有脾大、消化道出血及腹水等门静脉高压症状。实验室检查亦无明显特异性，可伴或不伴 AFP、CA19-9 升高。

【影像学特征】

SC 肿瘤体积通常较大，边界较模糊，可直接侵入周围组织和器官。囊性改变和坏死区常位于肿瘤中心，周围为实性部分。MRI 表现为 T_1WI 呈低信号，中心常有更低信号区，T_2WI 大部分呈高信号。增强扫描动脉期肿瘤边缘实质部分呈环状不规则强化，延迟期中央呈"蜂窝"状不均匀强化，坏死部分不强化。近年来，18F- 氟脱氧葡萄糖（FDG）的 PET-CT 可用于诊断癌肉瘤，FDG PET-CT 显示癌肉瘤结节中 FDG 摄取增加。

【治疗及预后】

虽然 SC 的临床病理特征与非特殊型肝癌不同，但其治疗策略与肝细胞癌相似，手术仍是最佳选择，常规的放化疗不能延长患者生存时间。一些综述报道和回顾研究分析了 SC 患者手术切除治疗后的生存情况，这些患者虽均行根治性切除，但因 SC 肝内全身转移及腹膜播散较常见，预后仍不佳。

撰写：杨惠茹

审校：鲁海珍

第二节　实例 1：肝肉瘤样癌（伴肝内胆管癌）

【临床资料】

患者，女性，66 岁。

主诉：体检发现肝占位 2 个月。

现病史：患者 2 个月前体检行腹部超声发现肝左外叶占位，遂行腹部 MRI 检查，考虑肝细胞癌可能性大，后行 TACE 治疗 1 次，其间患者无不适。现患者为行手术治疗来我院就诊。患者近 1 个月体重无明显变化。

既往史：乙肝病史 20 年，口服恩替卡韦和阿德福韦酯控制；否认结核等其他传染病史；否认肿瘤相关病史。

查体：消瘦，全身皮肤黏膜未见黄染、浅表淋巴结未触及明显肿大。肝颈静脉回流征阴性，双侧颈静脉无怒张；腹软，全腹无压痛、反跳痛，肝脾肋下、剑突下未触及，Murphy 征阴性。

【检查】

1. 实验室检查

血常规、凝血功能、血生化均正常；乙肝表面抗原阳性。

肿瘤标志物 CA19-9、CEA、AFP 等均在正常范围内。

2. 影像学检查

2020 年 1 月 PET-CT（图 3-2-1）：肝左叶增大，肝脏左右叶比例失调，肝脏边缘结节感；肝脏介入治疗后改变，肝脏可见斑片状及灶状碘油沉积；肝左外叶结节，大小约 3.1 cm × 3.2 cm，结节边缘见碘油沉积，伴摄取增高，最大 SUV 8.3，内部见片状低密度摄取稀疏区，考虑肝癌；肝脏另见多发低密度灶，大者约 5.2 cm × 4.4 cm，考虑囊肿。

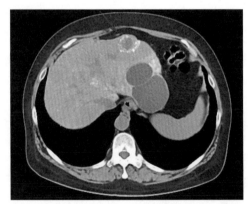

箭头处为肝左外叶占位。

图 3-2-1　PET-CT

【诊断与鉴别诊断】

本例患者为老年女性，体检发现肝占位，无不适主诉，有肝炎肝硬化病史；我院 PET-CT 检查结果提示肝左外叶结节，大小约 3.1 cm × 3.2 cm，结节边缘见碘油沉积，伴摄取增高，最大 SUV 8.3，内部见片状低密度摄取稀疏区，考虑肝恶性肿瘤。结合患者病史、查体、影像学检查结果，考虑肝恶性肿瘤。

鉴别诊断如下。

（1）肝细胞癌：中年女性，检查发现肝占位，需考虑肝细胞癌可能。但由于患者于外院行 TACE 治疗前未完善腹部增强 CT 或 MRI，无法获得典型肝细胞癌影像学快进快出表现的支持证据，但结合患者有乙肝病史，且有典型肝硬化表现，需考虑此诊断。

（2）肝内胆管癌：病理类型多为腺癌。最常见的症状是右上腹疼痛和体重减轻，约 25% 的患者可出现黄疸。AFP 水平正常，某些患者 CEA 或 CA19-9 水平可升高。肿瘤常为乏血供，CT 及 MRI 表现为局灶性肿块，肿块周围胆管可扩张，增强扫描典型表现是肿块有周边或中心强化。该患者同样需考虑此诊断。

（3）另外，肝转移瘤、肝腺瘤、海绵状血管瘤及肝局灶结节性增生均应在鉴别诊断之列，需结合相应病种的临床表现、肿瘤病史及影像学特点，逐一排除。

【治疗】

患者完善相关检查并经 MDT 讨论后，于 2020 年 1 月在全麻下行手术治疗。术中探查可见肝脏暗红色，呈肝硬化表现，食管、胃底、肝门区、腹膜后多发曲张血管，肝脏见多发囊肿；左肝外叶灰黄色肿物，约 3 cm×4 cm，未侵犯被膜；腹腔未见腹水，未见转移灶。行开腹肝左外叶切除术 + 肝囊肿去顶开窗术，手术时长 3 小时，术程顺利，术中出血 1200 mL，输注红细胞 400 mL、血浆 300 mL，留置引流管 2 根，术后安返病房。患者术后第 4 天进清流食，第 6 天恢复半流食，第 10 天予拔除腹腔引流管，复查血常规、血生化未见明显异常，于术后第 12 天出院。

术后病理:（肝左外叶）肝组织内见大量分化差的癌组织浸润，伴大片坏死，结合免疫组化结果，主要为肉瘤样癌（约 70%），部分为中分化胆管癌

（约 30%）（图 3-2-2）；肿瘤细胞轻度退变，伴纤维组织增生及淋巴细胞浸润，符合轻度治疗反应；肿瘤最大径 3.5 cm，未累及肝被膜，未见明确脉管瘤栓及神经侵犯；基底切缘未见癌；周围肝呈肝硬化伴局部脂肪变性；ypTNM 分期：ypT1a。

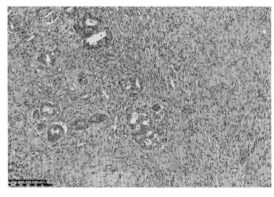

图 3-2-2　HE 染色：肿瘤由腺癌及肉瘤样成分组成（放大倍数：100×）

免疫组化：AFP（-），CA19-9（2+），CD34（血管+），CK18（腺癌 3+，肉瘤样癌灶状+，图 3-2-3），CK19（腺癌 3+，图 3-2-4），CK7（腺癌+），GPC-3（-），Hepatocyte（-），AE1/AE3（腺癌 3+，肉瘤样癌灶状+），Vimentin（腺癌+，肉瘤样癌 3+，图 3-2-5），CK56（-），Ki-67（密集区 60%，图 3-2-6），p63（-），p40（-）。

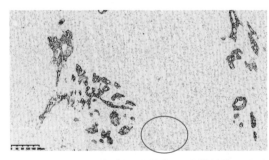

图 3-2-3　CK18 免疫组化染色：腺样结构呈强阳性表达，肉瘤样区大部分阴性，画圈部分显示有局灶弱表达（放大倍数：100×）

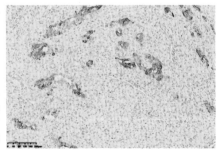

图 3-2-4　CK19 免疫组化染色：腺样结构呈中等强度阳性表达，肉瘤样区阴性（放大倍数：100×）

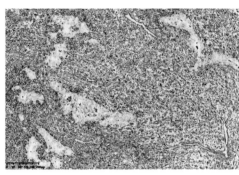

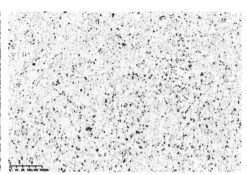

图 3-2-5　Vimentin 免疫组化染色：肉瘤样区弥漫强阳性表达，腺癌成分阴性（放大倍数：100×）

图 3-2-6　Ki-67 免疫组化染色：Ki-67 指数约 60%（放大倍数：100×）

【随访及转归】

2022 年 10 月行电话随访，患者自诉一般状况良好，至末次随访，患者复查结果未见异常。

撰写：李　新　杨惠茹

影像：蒋力明

审校：张　雯

第三节　实例 2：肝肉瘤样癌（伴肝细胞癌）

【临床资料】

患者，男性，65 岁。

主诉：体检发现肝占位 1 月余。

现病史：患者 1 个月前于外院查 B 超发现左肝占位，大小约 10 cm，无自觉症状，未行治疗。患者遂就诊于我院门诊，行 MRI 检查提示肝左外叶不规则肿物，外凸性生长，大小约 10.1 cm × 7.7 cm，T_1 低信号，T_2 高信号，DWI 扩散受限，增强可见渐进性不均匀强化，肿物远端肝内胆管扩张。考虑胆管癌或混合型肝癌可能。

既往史：高血压病史 10 余年，口服氨氯地平治疗，血压控制平稳；糖尿病病史 20 余年，口服达格列净，皮下注射德谷胰岛素治疗；10 余年前行甲状腺全切手术，口服左甲状腺素钠片治疗；否认肝炎病史；吸烟及饮酒史 40 余年。

查体：体形正常，神志清楚；体温 36.2℃，脉搏 91 次/分，呼吸 18 次/分，血压 132/67 mmHg；全身皮肤黏膜未见黄染、浅表淋巴结未触及明显肿大。腹软，全腹无压痛、反跳痛，肝脾肋下、剑突下未触及，Murphy 征阴性。

【检查】

1. 实验室检查

WBC 6.38×10^9/L，Hb 130 g/L，PLT 275×10^9/L，ALT 81.0 U/L，γ-GT 182.6 U/L，ALP 454.5 U/L，ALB 36.1 g/L，AFP 3.72 ng/mL，CA 19-9 3.45 U/mL。病毒指标全部为阴性。

2. 影像学检查

腹部增强 MRI：肝左外叶不规则肿物，外凸性生长，大小约 10.1 cm × 7.7 cm（图 3-3-1）；T_1WI/DUAL 低信号，T_2WI/FS 不均匀稍高、高信号，DWI 扩散受限，增强可见渐进性不均匀强化，肿物远端肝内胆管扩张；肝被膜下异常信号结节，大者约 1.0 cm × 0.7 cm，T_1WI/DUAL 低信号，T_2WI/FS 高信号，DWI 高信号，增强可见持续明显强化；肝右叶另见一长 T_1 长 T_2 囊性信号结节，界清，约 0.3 cm，增强未见强化；右肾多发囊性结节，大者约 1.6 cm。

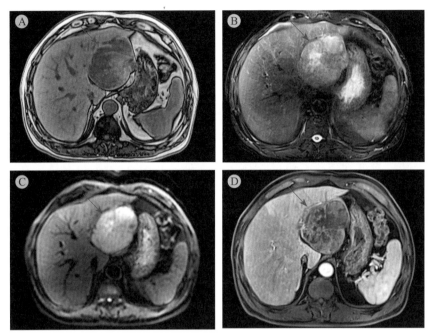

A. T_1；B. T_2；C. DWI；D. 动脉期。箭头处为肝肿物。

图 3-3-1　腹部增强 MRI：手术前左肝肿物，最大截面约 10.1 cm×7.7 cm

【诊断与鉴别诊断】

本例患者为老年男性，有长期饮酒史，体检发现肝占位，无不适主诉。我院 MRI 检查提示肝左外叶不规则肿物，外凸性生长，大小约 10.1 cm×7.7 cm，T_1 低信号，T_2 高信号，DWI 扩散受限，增强可见渐进性不均匀强化，肿物远端肝内胆管扩张，考虑胆管癌或混合型肝癌可能。结合患者病史、影像学检查结果，考虑肝恶性肿瘤可能。

鉴别诊断如下。

（1）肝内胆管癌：早期患者可无明显症状，常以黄疸、右上腹痛、消瘦等症状起病。AFP 水平正常，CEA 或 CA19-9 水平可升高。肿瘤常为乏血供，CT 及 MRI 表现为局灶性肿块，肿块周围胆管可扩张，增强扫描呈现渐进性强化。该患者需考虑此诊断。

（2）混合型肝癌：早期也无明显症状，肿瘤同时合并有肝细胞癌与胆管癌两种病理成分，多见于中老年男性，发病诱因与肝细胞癌类似，增强 CT、MRI 可表现为快进快出、慢进慢出、反转强化特征，周围可呈现环形强化，故此患者不排除该诊断。

（3）肝转移瘤：患者常有原发肿瘤病史，消化道肿瘤居多，常表现为多个结节性病灶，影像学表现为周围环形渐进强化，呈现出"牛眼征"。AFP 检测除少数原发癌在消化系统的病例可阳性外，一般都为阴性，CA19-9、CEA 可呈阳性，本例患者既往无消化道原发肿瘤病史，考虑转移瘤可能较小。

（4）肝细胞癌：本例患者为老年男性，体检发现肝占位，有长期饮酒史，增强 MRI 显示渐进性强化，伴有远端胆管扩张，无典型快进快出表现，肝细胞癌可能性较小。

（5）肝腺瘤、海绵状血管瘤及肝局灶结节性增生也均应在鉴别诊断之列，应结合相应病种的临床表现、肿瘤病史及影像学特点，逐一排除。

【治疗】

本例患者在门诊就诊后考虑行手术治疗，入院后积极完善相关检查，无手术禁忌，完善手术规划，于 2022 年 4 月在全麻下行左肝外叶切除＋肝门淋巴结清扫术。患者术后 1 个月复查，凝血功能、血生化、肝脏肿瘤标志物均正常，CT 和 MRI 检查未见明显转移复发迹象，开始口服安罗替尼 12 mg qd po d1 ～ 14，每 21 天为 1 个周期。

术后病理（图 3-3-2、图 3-3-3）：（左肝外叶）肝脏恶性肿瘤，伴大片坏死，大部分分化差，呈肉瘤样癌形态，少部分为肝细胞癌，呈细梁型、少许透明细胞型和假腺管型，Edmondson- Steiner 分级：Ⅰ～Ⅱ（高 - 中分化）。肿瘤最大径 11 cm，累及局灶肝被膜，可见微血管侵犯（M1）；肝切缘未见癌；周围肝未见明确卫星结节。Scheuer 评分：炎症分级 G2，纤维化 S1。淋巴结未见转移癌（0/8）。pTNM：pT2N0。

免疫组化：AFP（肉瘤样癌－，肝细胞癌＋），CA19-9（－），CD34（显示血窦毛细血管化），CK18（肉瘤样癌 2+，肝细胞癌 3+），CK19（－），CK7（－），GPC-3（－），Hepatocyte（肉瘤样癌－，肝细胞癌 3+），Ki-67（肉瘤样癌 80%，肝细胞癌 10%），AE1/ AE3（肉瘤样癌 +，肝细胞癌 3+）。原位杂交结果：EBER（－）。

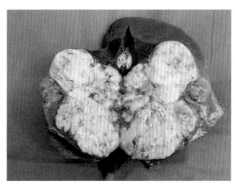

图 3-3-2　术后病理大体照片：肿瘤切面灰白、灰黄，有坏死

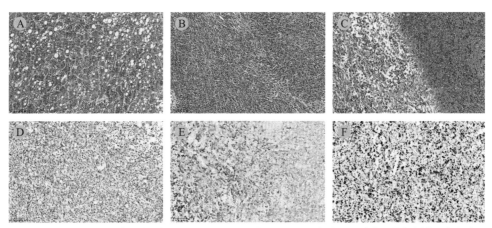

A～C 为 HE 染色：肿瘤由分化好的呈细梁及团状型为主的肝细胞癌（A），分化差的肉瘤样区域（B），伴坏死（C）组成。D～F 为免疫组化染色：AE1/AE3 弱阳性表达（D），CK18 肉瘤样区弥漫阳性（E），Ki-67 表达指数高，约 60%（F）。

图 3-3-3　术后病理（放大倍数：100×）

【随访及转归】

手术 4 个月后复查，CT 和 MRI 检查提示双侧肾上腺转移，后行内科治疗（具体不详），术后 10 个月患者因肿瘤转移死亡。

【专家述评】

肝肉瘤样癌是一种罕见的恶性肿瘤，多见于中老年人，具有恶性程度高、病程进展快、预后差的特点。其临床表现缺乏特异性，病理和免疫组化染色为诊断的金标准。目前，本病对放疗、化疗的有效性尚不清楚，其主要临床治疗手段为手术切除，无法进行手术者可行 TACE 等方式进行治疗，但由于肿瘤生长快，术后仍有较高复发率。本章节两例患者分别为肉瘤样癌和胆管癌及肝细胞癌混合，除手术治疗外，可按照胆管 / 肝细胞癌药物治疗原则给予相应的治疗。如术后局限性复发仍可考虑手术、介入、放射治疗、全身药物治疗，合并胆管癌可考虑以吉西他滨、顺铂为主的联合治疗方案，合并肝细胞癌则以靶向及免疫治疗为主要手段。

撰写：张搏伦　杨惠茹

影像：蒋力明

审校：赵建军

述评：张　雯

参考文献

[1]　SHI D, MA L, ZHAO D, et al. Imaging and clinical features of primary hepatic sarcomatous carcinoma. Cancer Imaging, 2018, 18（1）: 36.

[2]　LI J, LIANG P, ZHANG D, et al. Primary carcinosarcoma of the liver: imaging features and clinical findings in six cases and a review of the literature. Cancer Imaging, 2018, 18（1）: 7.

[3]　TORBENSON M S. Morphologic subtypes of hepatocellular carcinoma. Gastroenterol Clin North Am, 2017, 46（2）: 365-391.

[4]　LI B, ZHANG Y, HOU J, et al. Primary liver carcinosarcoma and 18F-FDG PET/CT. Clin Nucl Med, 2016, 41（8）: 383-385.

[5]　OFUCHI T, IMAI K, NAKAO Y, et al. A case of primary carcinosarcoma of the liver with

combined hepatocellular carcinoma and cholangiocarcinoma. Clin J Gastroenterol，2021，14
（5）：1476-1483.

[6]　HUANG L，LU L. Case report：review of CT findings and histopathological characteristics of
primary liver carcinosarcoma. Front Genet，2021，12：638636.

第四章

肝黏液囊性肿瘤

第一节　概述

【定义】

肝黏液囊性肿瘤（mucinous cystic neoplasm of the liver，MCN-L）是一种囊性上皮性肿瘤，病变主要发生在肝，有时也可发生在胆道系统。通常与胆管树无交通。主要由单层立方至高柱状产黏液细胞及特征性卵巢样间质构成。根据上皮细胞的异型性，非浸润性黏液性囊性肿瘤分为低级别和高级别，MCN 伴浸润性癌相对更加罕见。

【流行病学】

MCN-L 相对少见，占肝囊性肿瘤的 5%，每年发病率为 1/（20 000～100 000），平均发病年龄为 51 岁，非浸润性 MCN-L 患者平均年龄为 45 岁，浸润性患者年龄偏大，平均年龄为 59 岁。几乎只发生于女性。

【病因】

病因不明，但有研究发现 *KRAS* 突变与进展有关，在伴高级别及浸润性癌中 *KRAS* 突变发生率更高。

【影像学特征】

CT 及 MRI 平扫常提示肿瘤为单发，多呈类圆形、多房分隔样及囊性病灶，边缘光整，左叶多见。CT 检查可见囊壁上斑点状钙化，提示有恶变可能。

MRI 检查可见在 T_2WI 上表现为高或稍高信号，在 T_1WI 上信号可多变，呈等信号、低信号或稍高信号。

【组织病理形态】

MCN-L 术后大体显示肿瘤边界清楚，包膜完整，多数 MCN-L 与胆管不相关，但可表现为息肉状并向胆管内延伸，出现自发破裂的情况极为罕见。肿瘤大小为 5 ～ 29 cm，巨大的 MCN-L 大多发生在肝脏周边部。病灶多为单发，呈多房囊性，也可囊实相间。囊腔内壁一般光滑，少数情况下可见乳头状突起或小囊性突起。囊内含清亮液或黏液，可呈棕黄色、胶冻样，若伴出血则为暗褐色或多色混杂。

病理镜下所见：囊性上皮性肿瘤，有较厚的纤维包膜，囊内壁被覆黏液性上皮，呈柱状、立方或扁平样。胞质淡嗜酸性或为黏液状，胞核靠近基底。肿瘤细胞可以发生胃、肠黏膜上皮分化，也可能发生鳞状上皮化生。此外，大约 50% 的肿瘤含有散在分布的神经内分泌细胞。

基底膜下方是致密的富细胞性卵巢样间质，间质细胞呈梭形，局部可出现黄素化，大的 MCN-L 或老年患者的 MCN-L 可能发生透明变性。卵巢样间质是诊断 MCN-L 的必要条件。卵巢样间质弥漫性存在于约一半的病例中，剩余病例局灶存在这种间质。间质内常见炎症和退行性改变，如出血、钙化和坏死。周边可见疏松纤维组织包绕，少数可见泡沫细胞及胆固醇结晶，可形成与肝组织分隔的假包膜。在光镜下，典型的囊壁分为 3 层：①被覆单层柱状、立方或扁平上皮；②上皮下为卵巢样间质；③由胶原组织构成的外膜。肿瘤含有脂肪成分被认为是极为罕见的，截至目前也仅有个案报道。

非浸润性黏液性囊性肿瘤分为低级别及高级别，绝大多数肝内和肝外胆管 MCN-L 伴有低级别异型增生。高级别异型增生相对罕见，典型特征为：①结构非典型；②细胞核多形；③核分裂象较多，或者具有相关的浸润性癌成分，这类通常只发生在体积较大、具有乳头状突起的肿瘤中。MCN-L 相关的浸润性癌更加少见，只发生在大约 6% 的病例中，一般为管状乳头状腺癌或具有管状生长模式的腺癌，伴间质促纤维结缔组织反应。浸润性癌成分可能是局灶性的。

【免疫组化】

上皮细胞可表达 CK7、CK8、CK18、CK19、EMA、CEA 和 MUC5AC。MUC6 也可以在上皮表达，少数上皮细胞也可以出现 Syn 和 CgA 阳性表达。肿瘤间质细胞可表达 ER、PR 和 WT1 等卵巢肿瘤标志物，也可表达 SF1、Inhibin-alpha、Melan-A 和 Calretinin 等性索间质肿瘤标志物。Vimentin 和 SMA 也可以阳性表达。

【分子病理特征】

MCN-L 中最常见的突变是 *KRAS* 突变，约占所有 MCN-L 的 20%，其他诸如 *GNAS*、*RNF43* 和 *PIK3CA* 均为野生型。*KRAS* 突变在 MCN-L 伴低级别异型增生的病例中相对少见（5%），而常常出现在大多数高级别异型增生病例中。大体形态上 *KRAS* 突变的 MCN-L 常呈现多房囊性，EMA、MUC2 和 MUC5AC 可呈阳性表达。有文献报道 FOXL2——一种在正常卵巢间质表达的蛋白也可以出现在 MCN-L 的卵巢样间质细胞中，但其具体作用和意义仍不明确。此外，类固醇激素生成相关酶也在卵巢样间质高表达，如 17β- 羟基类固醇脱氢酶 -1。Hedgehog 及 Wnt 信号通路分子在间质及上皮都明显上调。

【病理鉴别诊断】

肝黏液性囊性肿瘤需要与胆管导管内乳头状肿瘤、胆管囊肿等鉴别。是否具有上皮下卵巢样间质成分是鉴别诊断的重要组织学依据。主要鉴别诊断如下。

（1）子宫内膜异位囊肿：衬覆子宫内膜上皮，间质表达 CD10、ER 和 PR，没有乳头结构，缺乏与胆管的交通。

（2）导管内乳头状肿瘤：衬覆胆管型上皮，间质为纤维间质，囊壁无卵巢样间质成分，可表现为多房囊性，囊腔与胆管交通。

（3）胆管囊肿与胆管周围囊肿：都衬覆胆管型上皮，间质为纤维间质，缺乏与胆管的交通，胆管周围囊肿可有乳头状结构。

（4）肝脏微囊性浆液性囊腺瘤：衬覆富含糖原的立方上皮。

【治疗及预后】

一般来说低级别 MCN-L 相对预后较好，转移及复发非常罕见。彻底完整手术切除的非浸润性胆道 MCN-L 患者预后也一般较好。但 MCN-L 伴有相关浸润性腺癌的患者，其预后往往难以预测。和经典的肝内胆管癌相比，胆道 MCN-L 相关的浸润性腺癌似乎预后更佳。

撰写：张乐天

审校：陈　晓

第二节　实例 1：肝内胆管黏液性囊性肿瘤

【临床资料】

患者，女性，56 岁。

主诉：体检发现肝占位 5 个月余。

现病史：患者 5 个月前于外院体检行腹部超声检查发现肝内囊实性肿物，无不适主诉，后于我院进一步完善腹部 CT 及 MRI，结果提示肝右后叶复杂囊肿或囊腺类病变可能性大，门诊随诊。现为进一步手术治疗入我院。患者近期食欲、精神、体重等无明显变化。

既往史：高血压病 10 余年，口服药物控制；7 年前外院行肝囊肿切开引流术，术后病理提示单纯性囊肿。无肿瘤相关病史，否认结核、肝炎等传染病史。

查体：发育正常，营养良好，全身皮肤黏膜未见黄染、浅表淋巴结未触及明显肿大。肝颈静脉回流征阴性，双侧颈静脉无怒张。腹软，全腹无压痛、反跳痛，肝脾肋下、剑突下未触及，Murphy 征阴性。

【检查】

1. 实验室检查

血常规、凝血功能、血生化均正常，肝炎（乙肝、丙肝）系列均阴性。

肿瘤标志物：CA19-9 42.68 U/mL，CEA、AFP 正常。

2. 影像学检查

（1）2019 年 6 月腹部增强 CT（图 4-2-1）：肝右叶下腔静脉旁可见椭圆形低密度肿物，最大截面 6.2 cm×3.0 cm，边缘光整，增强扫描各期未见明显强化，其左侧缘可见类圆形更低密度、无强化结节灶，大小约 1.2 cm×0.7 cm。

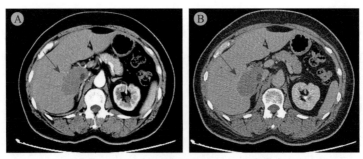

A. 动脉期；B. 延迟期。箭头处为肝右叶下腔静脉旁占位。

图 4-2-1　腹部增强 CT

（2）2019 年 6 月腹部增强 MRI（图 4-2-2）：肝右后叶下腔静脉旁可见椭圆形异常信号肿物，边缘光滑，最大截面 6.0 cm×4.3 cm，T_1WI 呈高信号，T_2WI/FS 呈高信号，DWI 呈高信号，其内见条状 T_1WI 更高信号影，增强扫描病灶未见明确强化；病灶内缘可见结节样 T_1WI 低、T_2WI/FS 高信号影，边缘清晰，大小约 1.2 cm×1.5 cm，DWI 呈低信号，增强扫描未见强化。

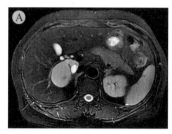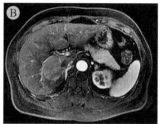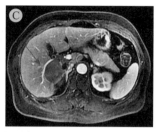

A. T₂；B. 动脉期；C. 门脉期。箭头处为肝右叶下腔静脉旁占位。

图 4-2-2　腹部增强 MRI

（3）2019 年 10 月腹部增强 MRI（图 4-2-3）：肝右后叶下腔静脉旁肿物较前略增大，现约 6.4 cm×4.8 cm，边界清楚，T_1WI 呈高信号，T_2WI/FS 呈高信号，DWI 呈高信号，其内见条状 T_1WI 更高信号影，增强扫描病灶未见明确强化；病灶内缘可见结节样异常信号，较前略增大，约 1.1 cm×1.8 cm，T_1WI 低、T_2WI/FS 高信号影，边缘清晰，DWI 呈高信号，增强扫描未见强化，仍考虑为复杂囊肿或囊腺类肿瘤。

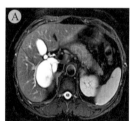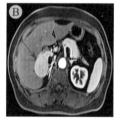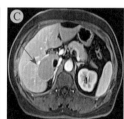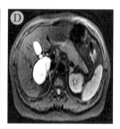

A. T₂；B. 动脉期；C. 门脉期；D. DWI。箭头处为肝右叶下腔静脉旁占位。

图 4-2-3　腹部增强 MRI

【诊断与鉴别诊断】

患者为中年女性，体检发现肝占位，不伴发热、黄疸、腹痛等不适，无肝炎、肝硬化等病史。影像学检查提示肝右叶椭圆形低密度肿物，边缘光整，增强扫描未见明显强化。腹部 MRI 提示病变 T_1WI、T_2WI/FS、DWI 呈高信号，CA19-9 轻度升高。结合患者临床表现、病史、查体、影像学检查结果等，考虑复杂囊肿或囊腺类肿瘤可能。

鉴别诊断如下。

（1）肝胆管乳头状瘤：绝大多数胆管乳头状肿瘤有壁内结节或附壁生长的实性肿瘤成分，与胆管相通，伴胆管扩张，而且易伴发结石，MCN-L 不与胆管相通，故该患者暂不考虑此诊断。

（2）单纯性肝囊肿：单纯性肝囊肿无分隔，增强扫描无强化，囊液清亮均匀，CT 值较低，不会短期内迅速增大。若囊肿合并感染、出血等，囊壁亦可见增厚及强化，囊液密度／信号不均，此种情况下鉴别较困难，需结合临床病史及实验室检查综合分析。

（3）先天性胆管囊肿：扩张胆管较为局限，沿胆管分布，内有间隔或间隔不完整，常合并结石，增强扫描可见"中心静脉点征"。

（4）多房型肝脓肿：病灶呈"蜂窝"状改变，病灶内可见气体，病灶边界不清，增强扫描见脓肿壁及分隔强化病灶呈"牛眼征"，动脉期病灶周围肝组织充血且有明显高灌注。

（5）肝包虫病：囊肿壁一般不显示，可有钙化，有囊中囊、呈"蜂窝"状囊内分离，增强扫描可见特征性"双边征"或"浮莲征"，外囊壁和周围肝组织出现强化。肝内胆管黏液性囊性肿瘤与肝包虫病囊壁或分隔均可见钙化，均可出现囊中囊，但大多数肝包虫病患者有疫区生活史，故该患者暂不考虑此诊断。

【治疗】

患者完善相关检查，经过术前讨论，于 2021 年 11 月 25 日在全麻下行手术治疗。术中探查见肝脏暗红色，无肝硬化表现；无腹水，肝周组织粘连，腹腔内未探及明确肿大淋巴结；脾、胃肠及盆腔均未探及肿物；肝轻微肿大，囊性肿瘤位于肝尾叶右侧部，累及肝Ⅵ段及Ⅶ段，大小约 6 cm×8 cm，与右肝静脉、右门静脉、第一及第三肝门粘连；肝其余部位未探及肿瘤。遂决定行肝Ⅰ段、Ⅵ段、Ⅶ段部分切除。手术时长 4 小时 20 分钟，术程顺利，肿瘤切除完整，术中出血 200 mL，未输血，留置引流管 2 根，安返病房。

术后病理：（肝Ⅰ段、Ⅵ段、Ⅶ部分切除标本）肝被膜光滑，肿物大小为 6.5 cm×5.5 cm×3 cm，肿物切面为多房囊性，囊内含黄绿色黏稠液体。病理诊断：肝内胆管黏液性囊性肿瘤，伴低级别上皮内瘤变。肿瘤最大径 6.5 cm、肝切缘未见肿瘤。门静脉旁淋巴结未见肿瘤（0/1）。免疫组化结果显示间质：ER（+），PR（2+），Inhibin（2+），Desmin（+），SMA（2+）。上皮：CK7（3+），MUC5AC（+），CA12-5（－），CK20（－）（图 4-2-4）。

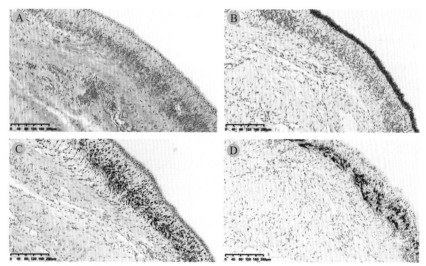

A. HE 染色，囊性肿瘤，被覆单层立方胞质含黏液细胞，无明显异型性，上皮下间质密集；B. CK7 免疫组化染色，被覆上皮阳性；C. 免疫组化染色，间质 PR 阳性；D. 间质 Inhibin 阳性。

图 4-2-4　病理镜下所见（放大倍数：100×）

【治疗结果、随访及转归】

患者术后第 3 天进清流食，第 6 天恢复半流食，术后第 10 天复查血常规、血生化均未见明显异常，第 13 天拔除 1 根引流管，第 15 天拔除另 1 根引流管，术后第 17 天出院。出院后于我院规律复查，末次复查时间为 2023 年 2 月 8 日，查血常规、血生化、肿瘤标志物（包括 CA19-9）均未见异常，腹部 CT 检查未见异常。

【专家述评】

肝脏黏液性囊性肿瘤是一种具有恶性潜能的罕见良性肿瘤，肿瘤生长缓慢，中老年女性高发，多发于肝脏左叶，临床表现不典型，多因腹胀、腹痛等压迫性症状就诊，影像学主要表现为伴有分隔的囊性占位，可伴有壁结节，增强扫描可见壁结节强化，或见囊内絮状影并延迟强化。临床上需与肝内胆管乳头状肿瘤、先天性胆管囊肿、肝包虫病、多房型肝脓肿等肝内囊肿疾病相鉴别。临床高度怀疑肝脏黏液性囊性肿瘤时首选根治性手术切除，术中注意遵循无瘤原则，避免肿瘤医源性损伤破裂造成的种植播散。绝大多数肝脏黏液性囊性肿瘤预后好，手术可治愈。

本例患者为中年女性，体检发现肝内囊性占位，随访期间有增大趋势，无明显不适症状，影像学检查提示右肝囊性占位，可见附壁结节。经多学科联合讨论，予以根治性手术切除，术后病理明确为肝内胆管黏液性囊性肿瘤。长期对患者进行随访未见肿瘤复发转移，预后良好。

撰写：李　新　张乐天

述评：陈　晓

第三节　实例 2：肝内胆管乳头状肿瘤

【临床资料】

患者，男性，62 岁，

主诉：体检发现肝占位 10 年。

现病史：患者 10 年前于当地医院体检发现肝占位，大小约 1.2 cm×1.3 cm，考虑良性，未予系统诊治，后定期复查。2018 年 1 月 16 日于当地医院复查腹部 CT 提示肝左叶占位，囊实性，大小约 8 cm。现患者为求系统诊治来我院就诊。患者自患病以来，睡眠尚可，精神、食欲可，二便正常，体重无明显变化。

既往史：有高血压病史。30 年前曾行阑尾切除术。否认结核、肝炎等传染病病史，否认心脏病及糖尿病病史。否认药物、食物过敏史。无烟酒嗜好。

检查：发育正常，营养良好，浅表未见肿大淋巴结，肝颈静脉回流征阴性，全身皮肤黏膜无黄染，无出血点，无蜘蛛痣。腹部平坦，无胃肠型及蠕动波，无腹壁静脉曲张，无压痛及反跳痛，无肌紧张，无液波震颤，无振水音，无腹部包块，肝肋下未触及，Murphy 征阴性，腹部叩诊呈鼓音，移动性浊音阴性，肠鸣音 3 ～ 5 次 / 分。直肠指诊未见异常。

【检查】

1. 实验室检查

血常规、凝血功能、肝肾功能均未见明显异常。

肿瘤标志物均正常。

2. 影像学检查

腹部增强 MRI（图 4-3-1）：肝脏左叶可见囊实性肿物，大小约 8.8 cm ×6.7 cm × 6.1 cm，内可见分隔及小出血灶，囊壁可见多发结节及片絮影，边界较清楚，LAVA-Flex 以低信号为著，T_2WI/FS 呈混杂信号（高信号及中高信号为主），DWI 部分呈高信号，增强扫描可见动脉期分隔及实性部分出现轻度强化，门脉期及延迟期强化明显，肝胆期分隔及实性部分呈稍高信号，病变局部可疑与肝管相通，周围及远端肝内胆管轻度扩张，门脉左支受压，管腔狭窄。肝内另见多发微小无强化灶，T_2WI 呈高亮信号。检查所见肝左叶囊实性肿物，考虑囊腺瘤可能，警惕恶变。

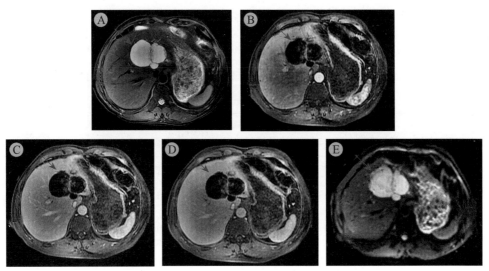

A.T$_2$；B.动脉期；C.延迟期；D.门脉期；E.DWI。箭头处为肝左叶占位。

图 4-3-1　腹部增强 MRI

【诊断及治疗】

完善相关检查，并经过 MDT 讨论后，考虑患者为肝内胆管乳头状肿瘤可能性大，建议行手术切除。患者于 2018 年 3 月在全麻下行左半肝切除术＋胆囊切除术。术后病理大体及镜下所见：左半肝切除标本，切面见囊实性，肿瘤主要呈乳头状结构，伴黏液分泌及重度异型增生，肿瘤与正常胆管上皮存在移行，未见明确卵巢样间质，形态符合肝内胆管乳头状肿瘤，伴高级别上皮内瘤变，小灶癌变；肝基底切缘及肝被膜未见肿瘤；周围肝胆管扩张。胆囊慢性炎，胆囊颈断端未见异常。周围见淋巴结 1 枚，未见转移癌（0/1）。免疫组化（图 4-3-2）：CK20（－），CK19（3+），CK7（3+），EMA（3+），CEA（个别＋），CA19-9（－），MUC5AC（2+），MUC6（2+），MUC2（－），Ki-67（20%），ER（－），PR（－），Inhibin（－），Hepatocyte（－）。

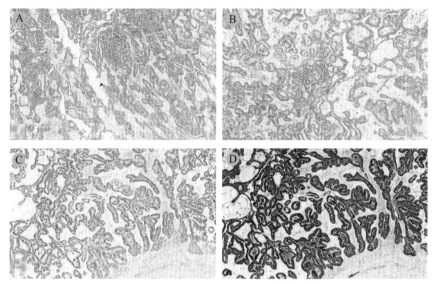

A、B.肿瘤主要呈乳头状生长方式，伴黏液分泌；C.MUC5AC 染色，弥漫中等强度阳性；D.CK19 染色，
弥漫强阳性。

图 4-3-2　病理镜下所见（放大倍数：A 为 40×，B ～ D 为 100×）

【治疗结果、随访及转归】

电话随访患者，未接通。

【专家述评】

肝内胆管乳头状肿瘤起源于胆管上皮，具有恶变潜能，好发于 60 ～ 70 岁
男性，病变多位于肝左叶。目前该病发病机制不明，肝胆管结石、胆道感染、
原发性硬化性胆管炎等是其发病的危险因素。在我国，肝内胆管乳头状肿瘤
主要由肝胆管结石反复慢性炎症刺激及胰液反流导致。发病症状与胆管炎症
状类似，主要表现为间歇性上腹部疼痛或不适、发热及波动性黄疸。影像学
检查主要需与肝脏黏液性囊性肿瘤相鉴别，肝内胆管乳头状肿瘤通常与胆管
相通，而肝脏黏液性囊性肿瘤不与胆管相通。手术是主要的治疗方式，病理
可明确诊断。

本例患者为中老年男性，体检发现肝占位，随访期间肿物逐渐增大，影
像学检查提示肝内囊性占位，可见壁结节，且局部与肝管相通。术前高度怀

疑肝内胆管乳头状肿瘤，经 MDT 讨论，予以外科手术治疗。术后病理明确
诊断为肝内胆管乳头状肿瘤。

撰写：李　新　张乐天

述评：陈　晓

参考文献

[1] ARENDS M J, FUKAYAMA M, KLIMSTRA D S, et al. WHO classification of tumours of the digestive system. 5th ed. Lyon, France：IARC, 2019.

[2] SONI S, PAREEK P, NARAYAN S, et al. Mucinous cystic neoplasm of the liver(MCN-L)： a rare presentation and review of the literature. Med Pharm Rep, 2021, 94（3）：366-371.

[3] FUJIKURA K, AKITA M, ABE-SUZUKI S, et al. Mucinous cystic neoplasms of the liver and pancreas：relationship between KRAS driver mutations and disease progression. Histopathology, 2017, 71（4）：591-600.

[4] 赵黎明，路涛，陈光文，等 . 肝脏黏液性囊性肿瘤的临床及影像学特点（3 例报告并文献复习）. 重庆医学，2019，48（10）：1754-1757.

[5] LEE M H, KATABATHINA V S, LUBNER M G, et al. Mucin-producing cystic hepatobiliary neoplasms：updated nomenclature and clinical, pathologic, and imaging features. Radiographics, 2021, 41（6）：1592-1610.

[6] XU X, PENG C, TONG R, et al. An extremely rare phenomenon of mucinous cystic neoplasm of the liver：spontaneous rupture. Hepatobiliary Surg Nutr, 2021, 10（3）：424-427.

[7] 武波，李良涛，玄志鲁，等 . 肝低级别黏液性囊性肿瘤 1 例报告 . 临床肝胆病杂志，2018，34（4）：842-844.

[8] 田陈，吴芳，于海云，等 . 肝黏液性囊性肿瘤 1 例 . 诊断病理学杂志，2018，25（10）：731-732.

[9] KATSURA H, HORI T, HARADA H, et al. Mucinous cystic adenoma of the liver：a thought-provoking case of an uncommon hepatic neoplasm. Am J Case Rep, 2021, 22：e931368.

[10] FERREIRA R, ABREU P, JEISMANN V B, et al. Mucinous cystic neoplasm of the liver

with biliary communication：case report and surgical therapeutic option. BMC Surg，2020，20（1）：328.

[11]　VAN TREECK B J，LOTFALLA M，CZECZOK T W，et al. Molecular and immunohistochemical analysis of mucinous cystic neoplasm of the liver. Am J Clin Pathol，2020，154（6）：837-847.

[12]　WU C H，CHIU N C，YEH Y C，et al. Uncommon liver tumors：case report and literature review. Medicine（Baltimore），2016，95（39）：e4952.

第五章

混合型肝细胞癌 – 胆管癌

第一节　概述

【定义】

混合型肝细胞癌 – 胆管癌（combined hepatocellular-cholangiocarcinoma，cHCC-CCA）是指在同一肿瘤内同时存在明确的肝细胞癌及胆管癌成分的原发性肝癌。

【流行病学】

罕见，占原发性肝癌的 2% ～ 5%。

【病因】

病因同肝细胞癌及胆管癌。危险因素包括病毒性肝炎及非胆汁性肝硬化（肝细胞癌及小导管肝内胆管癌），肝吸虫感染、原发性硬化性胆管炎是大导管肝内胆管癌的主要发病原因。

【影像学特征】

cHCC-CCA 的组织成分差异决定了其影像学特征，增强 CT 扫描中，在动脉期可表现为轻度强化，在静脉期可表现为强化程度增强（胆管癌特征）。

【组织病理形态】

1. 大体病理学

大体表现取决于主要成分，可表现为单个独立的结节、多发结节或弥漫分布的结节。以肝细胞癌为主的肿瘤通常表现为灰白或灰黄、质软伴出血、坏死，以胆管癌为主的肿瘤通常表现为灰白、实性、质硬。

2. 组织病理学

（1）由肝细胞癌及胆管癌两种成分构成，两者构成无具体比例要求。两种成分的诊断依据形态学加免疫组化，单独的免疫组化证据不足以诊断。目前研究表明，cHCC-CCA 中有着较为丰富的免疫细胞。

（2）在两种成分移行的地方，会出现称之为具有干细胞特征的肿瘤细胞。低倍镜下这些细胞通常排列成条索样或者小巢状，高倍镜下细胞较小较一致，胞质稀少。很多免疫组化标志物可以用来识别，如 CK19、EpCA、CD56、CD117 及 CD133。有研究表明，具有干细胞特征的肿瘤细胞比例的增高与较低的生存率有关。

（3）中间细胞型肝细胞癌，形态介于肝细胞癌和胆管癌之间。低倍镜下，肿瘤细胞形态单一，常排列成条索样 / 束状 / 梁状，伴有丰富的促纤维结缔组织反应。在高倍镜下，肿瘤细胞较小，胞质稀少。免疫组化呈现肝细胞癌和胆管癌的双重表达。目前关于中间型肝细胞癌的诊断还没有定论，且缺乏相应的基因检测数据支持，是否可作为一种独立的疾病还无定论。

【免疫组化】

肝细胞癌通常表达 Hepatocyte、AFP、CK8/18，胆管癌通常表达 CK7、CK19。

【分子病理特征】

cHCC-CCA 的分子学机制尚未完全阐明，但目前已经发现 3p 和 14q 染色体的杂合性丢失、*TP53* 失活、*TGF-β* 激活、*KRAS* 突变，以及 *TERT* 启动子、Wnt 途径（*CTNNB1/β-catenin*）和细胞周期基因及染色质调节因子的改变（*ARID1A* 和 *ARID2*）均参与了其发生、发展。目前大部分的研究表明，cHCC-CCA 的分子特征与单纯的肝细胞及胆管癌是有差异的，具有自己的特征，如具有较高的 *TP53* 突变，而肝细胞癌特征性突变基因 *CTNNB1* 和胆管癌特征性突变基因 *KRAS* 在 cHCC-CCA 中却罕见突变。

【鉴别诊断】

（1）肝细胞癌及胆管癌：是最需要与 cHCC-CCA 相鉴别的两种肿瘤。需对瘤体进行充分取材，并在镜下仔细评估多种成分，这是避免漏诊或误诊的主要手段。

（2）混合型神经内分泌 - 非神经内分泌肿瘤：肿瘤成分中出现神经内分泌癌，应诊断为混合型神经内分泌 - 非神经内分泌肿瘤。

【治疗及预后】

与肝细胞癌及肝内胆管癌相比，cHCC-CCA 有更强的侵袭性及更差的预后，术后 5 年总生存率为 25.1%，术后 5 年无病生存率为 22.6%。因该肿瘤类型患者从肝细胞癌或胆管癌治疗方案中获益有限，因此，将其准确筛选出来非常重要。

撰写：贾　佳　胡春芳

审校：孙永琨

第二节　实例 1：混合型肝细胞癌 - 胆管癌

【临床资料】

患者，女性，73 岁。

主诉：发现肝占位 20 余天。

现病史：患者入院前因右上腹部隐痛不适，就诊于外院，查腹部 B 超发现右肝占位，无腰背部放射痛，无恶心呕吐等。患者为进一步治疗就诊于我院，门诊完善上腹部 MRI 检查提示肝脏右后叶肿物，肝癌可能性大；肝脏右叶被膜下结节，警惕为肝内子灶；心包横膈组、腹膜后多发淋巴结，警惕转移。

既往史：确诊乙肝 50 余年，口服拉米夫定 11 年。56 年前行右耳后黑色素瘤切除术及右上腹皮瓣移植术。11 年前行肝尾叶肿瘤切除及胆囊切除术，外院术后病理：透明型肝细胞癌。

查体：发育正常，神清语利；体温 36 ℃，脉搏 78 次 / 分，呼吸 18 次 / 分，血压 125/70 mmHg；全身皮肤黏膜未见黄染，浅表淋巴结未触及明显肿大，右侧肋缘可见 5 cm × 8 cm 瘢痕皮肤，上腹部反 L 形切口长约 25 cm。双侧瞳孔等大等圆，对光反射灵敏。双肺未闻及干湿啰音及胸膜摩擦音，心律齐，各瓣膜听诊区未闻及病理性杂音；腹软，全腹无压痛、反跳痛，肝脾肋下、剑突下未触及，Murphy 征阴性；生理反射存在，病理反射未引出。

【检查】

1. 实验室检查

凝血功能、血生化、肝脏肿瘤标志物均正常；HBsAg（＋），HBeAb（＋），HBcAb（＋）。

2. 影像学检查

2021 年 4 月腹部增强 MRI：肝脏右后叶肿物，最大横截面约 5.7 cm × 4.7 cm，$T_1WI/DUAL$ 低信号，T_2WI/FS 高信号，DWI 高信号，多期增强示早期明显强化，晚期强化减低（图 5-2-1A）。肝脏右叶被膜下另见一结节，约 1.3 cm × 0.8 cm，$T_1WI/DUAL$ 低信号，T_2WI/FS 高信号，DWI 稍高信号，多期增强示早期明显强化，晚期持续性环形强化，警惕肝内子灶（图 5-2-1B）。肝脏其余部位散在 T_2WI/FS 高亮信号，无强化灶。扫描范围内脾、胆囊、胰腺、肾上腺、双肾未见明显异常。心包横膈组、腹膜后多发淋巴结，大者短径约 0.6 cm。腹腔未见积液。

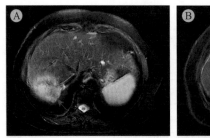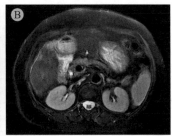

A. 箭头处为肝右后叶占位；B. 箭头处为肝右叶被膜下占位。

图 5-2-1　腹部增强 MRI

【诊断】

肝恶性肿瘤；慢性乙型病毒性肝炎。

【治疗】

入院后积极完善相关检查，凝血功能、血生化、肝脏肿瘤标志物正常，完善手术规划，于 2021 年 4 月行全麻下腹腔粘连松解＋扩大肝脏右后叶切除＋膈肌修补术。

术后病理（图 5-2-2）：肝组织中见癌浸润，结合免疫组化结果，符合混合型肝细胞癌 – 胆管癌。肿瘤呈两灶，大者大小为 7 cm×6.1 cm×3.7 cm，伴多灶间质硬化，累及肝被膜；小者直径为 1.3 cm，主要呈胆管细胞分化和干细胞形态。肿瘤纤维性粘连少许膈肌组织。（肝切缘）未见癌累及。周围肝 Scheuer 评分：肝炎分级 G2，肝纤维化 S4。pTNM 分期：pT2（请结合临床）。

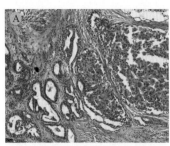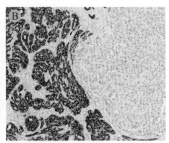

A. 肿瘤细胞由两种成分构成，左边呈腺管状结构，柱状细胞形态，其内见纤维间质，为胆管癌；右边呈团片状推挤性生长，细胞呈多边形，胞质丰富嗜酸，为肝细胞癌（HE 染色：40×）；B. 免疫组化染色显示左边腺管状结构的胆管癌成分 CK7 胞质强阳性，右边肝细胞癌成分 CK7 呈阴性表达（CK7 免疫组化染色：40×）。

图 5-2-2　术后病理示混合型肝细胞癌 – 胆管癌

大肿瘤免疫组化结果：Hepatocyte（肝细胞分化区域＋），AFP（肝细胞分化区域＋），GPC-3（肝细胞分化区域＋），CA19-9（胆管细胞分化区域＋），CK7（胆管细胞分化区域＋），CK19（胆管细胞分化区域＋），Ki-67（25%）。小肿瘤免疫组化结果：Hepatocyte（个别＋），AFP（－），GPC-3（－），CA19-9（部分2+），CK7（3+），CK19（2+），CD56（3+），CD117（－），p53（70%），Ki-67（30%）。

【治疗结果、随访及转归】

术后 1 个月（2021 年 5 月）复查，凝血功能、血生化、肝脏肿瘤标志物均正常，MRI 检查未见明显转移复发迹象，2021 年 5 月 PET-CT 检查示右侧心包横膈组肿大淋巴结，较前增大，伴代谢增高，警惕转移；右侧锁骨上区淋巴结较前明显增大，伴代谢增高，警惕转移。患者随访观察，未行治疗。2023 年 4 月电话随访患者，身体状况良好。

【专家述评】

该患者为老年女性，有乙肝及肝脏恶性肿瘤病史，本次检查发现肝脏结节为恶性肿瘤，增强扫描兼有早期明显强化和多发淋巴结转移的特点，而术前的 AFP、CA19-9 均正常，不是典型的肝细胞癌或者胆管癌。患者术前未取得病理证据，术后病理证实为 cHCC-CCA。治疗的主要方式仍然是手术。但非常遗憾，患者术后 1 个月 PET-CT 就发现心包淋巴结及锁骨上淋巴结转移，提示 cHCC-CCA 为恶性程度很高的恶性肿瘤。

cHCC-CCA 占肝脏恶性肿瘤的 2% ～ 5%，同时存在肝细胞和胆管上皮分化，从大体和镜下形态观察，可以分成分离型（肝细胞癌和胆管癌形成独立病灶）、碰撞型（同一病灶中肝细胞癌和胆管癌有清晰分界）和混合型（同一病灶中肝细胞癌和胆管癌没有明确分界）三种类型，我们介绍的病例是第三种情况。对于不同类型肝脏恶性肿瘤的中国患者，马兜铃酸、黄曲霉素、病毒感染都是发病的高危因素。基因分析表明，cHCC-CCA 中 *CTNNB1* 突变频率显著低于肝细胞癌，而 *KRAS* 突变频率显著低于胆管癌。缺乏 *CTNNB1* 和 *KRAS* 突变是 cHCC-CCA 的特征之一。表观遗传分析也表明，碰撞型和混合型具有不同的分子亚型：碰撞型更接近肝内胆管细胞，而混合型更接近肝细胞癌。单细胞测序分析表明，分离型 cHCC-CCA 可以是单克隆起源，也可以是多克隆起源；而碰撞型及混合型 cHCC-CCA 都是单克隆起源。Nestin 蛋白在 cHCC-CCA 中的表达显著高于肝细胞癌，同时 Nestin 蛋白高表达的患者预后更差。

cHCC-CCA 的临床特点可能与瘤体中的优势成分有关。cHCC-CCA 具有类似于肝细胞癌的肝炎病毒背景、门静脉癌栓合并率高等特点，也具有瘤体血供差、较早出现肝门部及腹膜后淋巴结转移等类似肝内胆管癌的特点，其临床特点介于肝细胞癌和肝内胆管癌两者之间。血清标志物甲胎蛋白（AFP）和糖类抗原 19-9（CA19-9）已被证实分别是肝细胞癌和肝内胆管癌的潜在诊断标志物。当 AFP 和 CA19-9 同时升高或与影像学特征不一致时，应该怀疑 cHCC-CCA。存在星状结节、T_2WI 高信号、扩散受限、结节中无包膜外观，呈周围性、进行性增强，是 cHCC-CCA 的一些影像特征。

治疗策略上，手术切除仍然是治疗局限性 cHCC-CCA 的首要选择。手术目标是 R0 切除同时保证合适的残余肝功能。肝移植作为 cHCC-CCA 的治疗选择需要慎重考虑，包括存在终身应用免疫抑制剂的风险和缺乏供肝。对于不能手术或复发的 cHCC-CCA 患者，局部治疗方式包括 TACE、放射栓塞术、肝动脉灌注化疗、消融治疗。对于晚期不能切除的 cHCC-CCA 的姑息全身性治疗，其标准治疗方案仍没有确定。由于该肿瘤罕见，目前的证据有限，只能依靠病例报告和小型的回顾性研究，参考肝细胞癌和肝内胆管癌来制定一些可能有效的治疗方案，主要为吉西他滨、顺铂、5- 氟尿嘧啶及其衍生物。仑伐替尼等酪氨酸激酶抑制剂已经广泛用于肝细胞癌，也不断在胆管癌中进行探索性研究。近年来，免疫治疗（PD-1 或 PD-L1 抗体）已推荐用于肝细胞癌，联合化疗也已经推荐用于胆管癌，可以尝试将免疫治疗应用于cHCC-CCA。

cHCC-CCA 是一种罕见的原发性肝脏恶性肿瘤，具有侵袭性强和预后不良等特点。尽管其组织学和表型呈多样性，病理仍然是确立诊断的最终依据，结合形态学和免疫组化结果有助于鉴别诊断。由于其与肝细胞癌和胆管癌的临床表现相似及其模糊的影像学特征，术前确诊较为困难。当影像学结果和肿瘤标志物检查结果不一致时，应考虑诊断 cHCC-CCA，必要时进行肿瘤多区域穿刺活检证实。

撰写：魏哲文　　胡春芳

述评：孙永琨

第三节　实例 2：中间型肝细胞癌

【临床资料】

患者，女性，55 岁。

主诉：发现肝占位 1 月余。

现病史：患者入院前体检发现 AFP 进行性增高，就诊于外院查腹部 B 超发现右肝占位。患者为进一步治疗就诊于我院，门诊完善上腹部 MRI 检查提示肝脏右后叶结节，大小约 1.0 cm × 0.7 cm，考虑为肝癌。

既往史：慢性乙肝 50 年余，高血压 8 年余，最高 170/110 mmHg，自述血压控制可。3 年前行甲状腺肿物切除术，术后病理：甲状腺乳头状癌。

查体：发育正常，神清语利；体温 36.6 ℃，脉搏 80 次 / 分，呼吸 18 次 / 分，血压 140/86 mmHg；全身皮肤黏膜未见黄染、浅表淋巴结未触及明显肿大，颈部可见手术瘢痕。双侧瞳孔等大等圆，对光反射灵敏。双肺未闻及干湿啰音及胸膜摩擦音，心律齐，各瓣膜听诊区未闻及病理性杂音；腹软，全腹无压痛、反跳痛，肝脾肋下、剑突下未触及，Murphy 征阴性；生理反射存在，病理反射未引出。

【检查】

1. 实验室检查

凝血功能、血生化均正常。AFP 48.31 ng/mL，CA19-9 38.37 U/mL，HBsAg（+），HBcAb（+）。

2. 影像学检查

2021 年 6 月上腹部 MRI 检查：肝脏右后叶可见结节，大小约 1.0 cm × 0.7 cm，T_1WI 稍低信号，反相位未见明确信号减低，T_2WI/FS 稍高信号，DWI 高信号，增强扫描示动脉期强化，门脉期强化程度接近肝实质，肝胆期未见明确摄取（图 5-3-1）。肝脏可见动脉期明显强化结节。肝脏下极可见 DWI 稍高信号结节，余序列显示欠清。胆囊、胰腺、脾、双肾、双侧肾上腺未见明确肿物影。腹腔、腹膜后未见明确肿大淋巴结。未见腹腔积液。

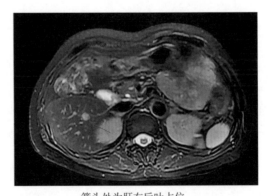

箭头处为肝右后叶占位。

图 5-3-1　上腹部 MRI

【诊断】

肝恶性肿瘤；慢性乙型病毒性肝炎、肝硬化；高血压 3 级；甲状腺恶性肿瘤术后。

【治疗】

入院后积极完善相关检查，排除手术禁忌，完善手术规划，于 2021 年 7 月行肝恶性肿瘤 TACE 治疗（经肝右动脉分支，灌注雷替曲塞 4 mg，注入羟喜树碱 20 mg 混合碘化油 3 mL 进行栓塞）。术后 1 个月（2021 年 8 月）复查 MRI 提示肝脏右后叶结节，较前增大，大小约为 1.2 cm×1.1 cm，入院后积极完善相关检查，如凝血功能、血生化，完善手术规划，于 2021 年 8 月行全麻下腹腔镜下肝Ⅵ段切除术。

术后病理（图 5-3-2）：分化差的癌，结合免疫表型，符合混合性肝细胞癌及胆管癌（中间型肝癌）。肿瘤最大径 1.3 cm，未累及肝被膜，未见明确脉管瘤栓及神经侵犯。肿瘤细胞轻度退变，伴炎细胞浸润及纤维化，符合轻度治疗后改变。近癌旁肝组织中局部上皮显著增生伴异型，镜下最大径 0.7 cm，符合卫星结节。肝基底切缘未见癌。

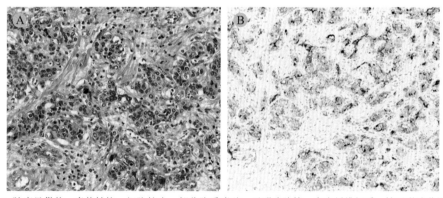

A. 肿瘤呈巢状、索状结构，细胞较小，部分胞质嗜酸，无明确腺管，富含纤维间质，缺乏黏液分泌（HE 染色：200×）；B. 部分肿瘤细胞质阳性（GPC-3 免疫组化染色：100×）。

图 5-3-2　术后病理

免疫组化结果：AFP（+），CA19-9（2+），CD34（显示血管），CK18

（3+）, CK19（+）, CK7（2+）, GPC-3（+）, Hepatocyte（−）, Ki-67（25%）。pTNM 分期: ypT2。

【治疗结果、随访及转归】

因患者病理存在复发风险因素，建议术后辅助治疗。2021 年 9 月起行仑伐替尼联合 PD-1 单抗治疗。

术后 1 个月（2021 年 9 月）复查，凝血功能、血生化、肝脏肿瘤标志物均正常，CT 和 MRI 检查未见明显转移复发迹象。2022 年 6 月复查 CT 和 MRI 检查未见明显转移复发迹象，患者诉无不适症状，自觉恢复良好。2023 年 4 月电话随访患者，身体状况良好。

【专家述评】

本例患者患慢性乙肝多年，体检发现 AFP 进行性增高，腹部 MRI 发现右肝占位，符合肝细胞癌的典型临床表现。尽管术前 CA19-9 有所升高，但中间型肝癌的诊断仍需术后病理才能明确。回顾治疗过程，对于 CNLC Ia 期的小肝癌先选择 TACE，进展后再进行手术治疗，而不是按照指南首选切除或消融。当然术后的病理显示"近癌旁肝组织中局部上皮显著增生伴异型，镜下最大径 0.7 cm，符合卫星结节"，初始未选择消融治疗应该是明智之举。至于腹腔镜下肝切除的术式选择，应以荷瘤区门静脉流域的解剖性肝切除为首选。考虑到患者存在病理提示的高危复发危险因素，给予了该患者术后辅助治疗，因术前行 TACE 无效，故辅助治疗未选择 TACE，而选择"靶免联合"治疗作为肝细胞癌术后辅助治疗，但该方案目前仍需积累更多证据。

撰写：魏哲文　胡春芳

述评：王宏光

第四节 实例 3：未分化癌

【临床资料】

患者，男性，48 岁。

主诉：发现肝占位半月余。

现病史：患者入院前半个月体检查腹部超声发现肝占位，就诊于外院，行腹部 CT 检查发现肝左叶占位，大小为 6.9 cm×5.0 cm，考虑肝癌。患者为进一步治疗就诊于我院，门诊完善上腹部 MRI 检查：肝左外叶及右后叶上段肿物。穿刺病理提示分化差的癌。

既往史：慢性乙肝 20 余年，有抗病毒治疗史。

查体：发育正常，神清语利；体温 36.6 ℃，脉搏 90 次 / 分，呼吸 18 次 / 分，血压 126/90 mmHg；全身皮肤黏膜未见黄染，浅表淋巴结未触及明显肿大；双侧瞳孔等大等圆，对光反射灵敏；双肺未闻及干湿啰音及胸膜摩擦音，心律齐，各瓣膜听诊区未闻及病理性杂音；腹软，全腹无压痛、反跳痛，肝脾肋下、剑突下未触及，Murphy 征阴性；生理反射存在，病理反射未引出。

【检查】

1. 实验室检查

凝血功能、血生化均正常。AFP 37.91 ng/mL，CA19-9 53.66 U/mL，HBsAg（+），HBeAb（+），HBcAb（+）。

2. 影像学检查

2018 年 10 月腹部增强 MRI：肝左外叶及右后叶上段可见结节及肿物，大者约 6.3 cm×5.5 cm，T_1WI 呈低信号为著、右后叶者边缘可见高信号，T_2WI/FS 呈稍高信号，DWI 呈高信号，增强扫描动脉期可见不均匀明显强化，门脉期及延迟期强化程度减低,肝胆特异期呈低信号(图 5-4-1、图 5-4-2)。门静脉及肝静脉各支通畅。肝顶部及肝右前叶上段可见强化结节,大者约 1.4 cm×1.0 cm,增强扫描动脉期及门脉早期呈明显强化,门脉期晚期及延迟期呈等信号,平扫序列呈等信号。肝内其余部位多发结节,大者约 1.0 cm×0.8 cm,T_1WI 呈低信号,T_2WI/FS 呈高信号,DWI 呈等信号,增强扫描未见强化,肝胆特异期呈低信号。DWI 示肝左内叶近肝顶部可见斑片状稍高信号区,余序列显示为等信号。胆囊、胰腺、脾、双肾上腺及扫描范围内双肾未见明显异常。腹腔及腹膜后未见明确肿大淋巴结。腹腔未见积液。

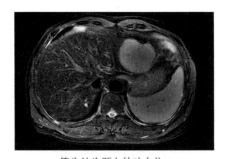

箭头处为肝左外叶占位。

图 5-4-1 腹部增强 MRI

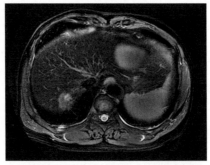

箭头处为肝右后叶及肝左外叶占位。

图 5-4-2 肝右后叶上段肿物,约 2.9 cm×2.7 cm,T_1WI 呈低信号为著、边缘可见高信号,T_2WI/FS 呈稍高信号,DWI 呈高信号,增强扫描动脉期可见不均匀明显强化,门脉期及延迟期强化程度减低,肝胆特异期呈低信号

【诊断】

肝恶性肿瘤;慢性乙型病毒性肝炎。

【治疗】

入院后完善相关检查，经 MDT 讨论后制订治疗计划，于 2018 年 10 月和 2018 年 11 月行两次肝恶性肿瘤 TACE 治疗。2019 年 1 月复查上腹部 MRI：肝右后叶上段及左外叶肿物较前缩小，考虑有坏死。经 MDT 讨论后建议手术治疗。积极完善相关检查，如凝血功能、血生化，完善手术规划，于 2019 年 1 月行全麻下腹腔镜肝左外叶切除 + 右肝Ⅶ段肿物切除术。术后恢复可。

术后病理结果如下。

（1）（肝左外叶）结合形态及免疫组化结果，考虑为未分化癌（图 5-4-3），伴退变、大片坏死及炎细胞浸润，符合中度治疗反应。肿瘤累及肝被膜，周围肝 Scheuer 评分：炎症 G1，纤维化 S4。免疫组化结果：AE1/AE3（灶 +），CK18（灶 +），CK19（ – ），CK7（ – ），GPC-3（ – ），AFP（ – ），Hepatocyte（ – ），CD34（血管 +），Vimentin（ – ），EMA（ – ），SALL4（ – ），LCA（ – ），CD20（ – ），Pax-5（ – ），CD23（ – ），p53（无义突变表达方式），CD56（ – ），Desmin（ – ），S-100（ – ），Ki-67（40%）。原位杂交：EBER（ – ）。

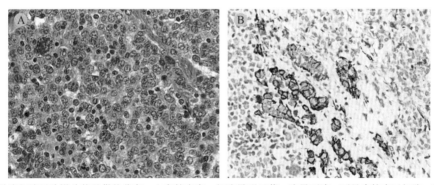

A. 肿瘤细胞呈弥漫片状及巢状分布，血窦较丰富，细胞异型显著，胞界不清，可见多核瘤巨细胞，其间可见少量淋巴细胞浸润，未见腺管结构，也未显示明确肝细胞分化特征（HE 染色：200×）；B. 仅见局灶 CK18 阳性（免疫组化染色：100×）。

图 5-4-3　术后病理

（2）（右肝七段肿物扩大切除标本）肝细胞癌，主要呈细梁型、团片型及腺样型，伴片状坏死（10%），Edmondson-Steiner 分级：Ⅱ级（高 – 中分化），肿瘤未累及肝被膜，未见明确微血管侵犯（MVI 分组：M0）及神经侵犯。肿瘤细胞轻度退变，符合轻度治疗后改变。周围肝 Scheuer 评分：炎症 G1，纤维化 S4。免疫组化结果：AFP（－），CD34（显示毛细血管化），CK18（3+），CK19（－），GPC-3（－），Hepatocyte（3+），Ki-67（8%）。 特殊染色结果：网织纤维染色显示结构紊乱。

【治疗结果、随访及转归】

术后 1 个月（2019 年 2 月）复查，凝血功能、血生化、肝脏肿瘤标志物均正常，CT 和 MRI 检查未见明显转移复发迹象。术后 7 个月复查 CT 和 MRI 未见明显转移复发迹象，患者诉无不适症状，自觉恢复良好。2023 年 4 月电话随访患者，身体状况良好。

【专家述评】

患者为中年男性，有乙肝病史，因体检发现肝脏肿物而就诊。MRI 检查显示患者有两处病灶，T_2WI/FS 呈稍高信号，DWI 呈高信号。较大病灶位于肝脏的左外叶，约 6.3 cm×5.5 cm，增强扫描动脉期可见不均匀明显强化，门脉期及延迟期强化程度减低；肝右前叶上段可见强化结节，大者约 1.4 cm×1.0 cm，增强扫描动脉期及门脉早期呈明显强化，门脉期晚期及延迟期呈等信号。肝左外叶为不均匀强化、肝右前叶上段为明显强化，影像特点并不完全相同。患者在门诊进行超声引导下穿刺活检，提示为分化差的癌，经过全面评估和 MDT 讨论，考虑到患者有两处病灶，肝左叶的病灶大于 5 cm，病灶血供丰富，属于肝癌复发的高危因素，因此决定给患者先进行 2 次肝癌 TACE 治疗。患者经过 2 次肝癌 TACE 治疗，影像学评估其肿瘤病灶明显缩小，部分病灶呈坏死表现。随后进行了腹腔镜肝左外叶切除＋右肝Ⅶ段肿物切除术。

术后的大体病理显示患者两处病灶分别属于肝细胞癌（肝右前叶上段）和 cHCC-CCA（左外叶）。这也解释了两处病灶在增强 MRI 动脉期不同强化模式的原因。患者同时有肝细胞癌病灶、cHCC-CCA 病灶，因此也是典型的分离型 cHCC-CCA。

我们从肝左外叶肿瘤的组织形态以及免疫组化特征可以看到广谱上皮标志物及 CK18 散在少量阳性表达，而其他来源特异性的标志物均为阴性，结合肿瘤细胞无明显腺管、梁状等分化结构，因此病理诊断考虑是 cHCC-CCA 的少见类型，未分化癌，预后更差。

患者在术前进行了穿刺活检，术后进行了切除标本的病理诊断。我们可以看到，行规范手术所取标本的病理诊断更为全面、标准。由于穿刺活检受限于取材量的多少以及取材部位，难免会产生遗漏，并不能完全、真实地反映患者肿瘤的特性，尤其是对于多灶肿瘤、较大肿瘤。完整的病理诊断，可以更好地了解患者肿瘤的生物学特性以及生物学行为，从而指导患者的治疗和预后的判断。

虽然穿刺活检对比手术后标本的病理诊断有局限性，但穿刺活检具有微创、普及率高的优势，临床价值不容忽视；而且并不是所有患者都能够进行手术切除。此病例提示，当患者的临床影像学特点、肿瘤治疗后反应与临床预期不相符时，医生应该想到患者可能有不同病理类型的肿瘤同时存在，必要时需对多个肿瘤或同一肿瘤多区域再次进行穿刺活检以明确病理，可能对临床治疗有进一步的指导意义。

此患者由于术前进行了 2 次 TACE 治疗，使肿瘤变小，随后行手术切除，达到了 R0 切除。这使手术的安全性得到提高的同时，降低了术后复发的可能性，从而使患者获益，与文献报道一致。

撰写：魏哲文　胡春芳

述评：韩　玥

参考文献

[1] YAGI N，SUZUKI T，MIZUNO S，et al. Component with abundant immune-related cells in combined hepatocellular cholangiocarcinoma identified by cluster analysis. Cancer Sci，2022，113（5）：1564-1574.

[2] JEON S K，JOO I，LEE D H，et al. Combined hepatocellular cholangiocarcinoma：LI-RADS v2017 categorisation for differential diagnosis and prognostication on gadoxetic acid-enhanced MR imaging. Eur Radiol，2019，29（1）：373-382.

[3] BRUNT E，AISHIMA S，CLAVIEN P A，et al. cHCC-CCA：consensus terminology for primary liver carcinomas with both hepatocytic and cholangiocytic differentation. Hepatology，2018，68（1）：113-126.

[4] SCHIZAS D，MASTORAKI A，ROUTSI E，et al. Combined hepatocellular-cholangiocarcinoma：an update on epidemiology，classification，diagnosis and management. Hepatobiliary Pancreat Dis Int，2020，19（6）：515-523.

[5] XUE R，CHEN L，ZHANG C，et al. Genomic and transcriptomic profiling of combined hepatocellular and intrahepatic cholangiocarcinoma reveals distinct molecular subtypes. Cancer Cell，2019，35（6）：932-947，e8.

[6] CONNELL L C，HARDING J J，SHIA J，et al. Combined intrahepatic cholangiocarcinoma and hepatocellular carcinoma. Chin Clin Oncol，2016，5（5）：66.

[7] TSCHAHARGANEH D F，XUE W，CALVISI D F，et al. p53-dependent Nestin regulation links tumor suppression to cellular plasticity in liver cancer. Cell，2014，158（3）：579-592.

[8] GRANATA V，FUSCO R，VENANZIO SETOLA S，et al. Major and ancillary features according to LI-RADS in the assessment of combined hepatocellular-cholangiocarcinoma. Radiol Oncol，2020，54（2）：149-158.

[9] KOBAYASHI S，TERASHIMA T，SHIBA S，et al. Multicenter retrospective analysis of systemic chemotherapy for unresectable combined hepatocellular and cholangiocarcinoma. Cancer Sci，2018，109（8）：2549-2557.

第六章

肝原发性神经内分泌肿瘤

第一节 概述

【定义】

肝神经内分泌肿瘤是指起源于肝脏，在组织学形态和免疫表型上具有神经内分泌分化特征的上皮性肿瘤。包括分化良好的神经内分泌肿瘤（neuroendocrine tumor，NET）、分化较差的神经内分泌癌（neuroendocrine carcinoma，NEC）和混合性神经内分泌 – 非神经内分泌肿瘤。根据消化系统 2020 版 WHO 分类中神经内分泌肿瘤分级标准，神经内分泌肿瘤分为 3 级，即神经内分泌肿瘤 1 级（NET G1）、神经内分泌肿瘤 2 级（NET G2）、神经内分泌肿瘤 3 级（NET G3）。神经内分泌癌包括小细胞癌和大细胞神经内分泌癌。混合性神经内分泌 – 非神经内分泌肿瘤指肿瘤包含神经内分泌肿瘤成分和非神经内分泌肿瘤成分（肝细胞癌或胆管癌）的混合性肿瘤，每种成分具有独特的形态学特征及免疫表型，并且在肿瘤中的成分占比 ≥ 30%。

【流行病学】

肝神经内分泌肿瘤极为罕见，流行病学目前尚不清楚。有文献报道肝神经内分泌肿瘤发病率占神经内分泌肿瘤的 0.3%，占肝原发恶性肿瘤的 0.46%。现有病例报道显示肝神经内分泌肿瘤可以发生在任何年龄，中老年多见，无明显性别差异。我国现有病例报道数据显示男性患者略多于女性患者。

【病因】

肝神经内分泌肿瘤的病因及发病机制目前并不明确。文献报道偶有肝神经内分泌肿瘤患者有肝炎病史，提示病毒感染可能是致病因素。关于肿瘤的起源目前主要有三种假说：①可能来源于肝内胆管上皮中的神经内分泌细胞，由于胆汁淤积引起的肠上皮化生可能促进神经内分泌肿瘤的发生；②可能来源于异位的肾上腺或胰腺组织；③可能由肿瘤干细胞转化而来。

【组织病理形态】

1. 大体病理学

肝神经内分泌肿瘤大体表现为质地软至中等硬度，切面呈黄褐色或灰黄色，与周围正常肝组织边界清楚。神经内分泌癌大体通常可见坏死。

2. 组织病理学

（1）神经内分泌肿瘤（NET）：肝神经内分泌肿瘤是一种组织形态学分化良好的神经内分泌肿瘤，与发生于胃、肠、胰腺的神经内分泌肿瘤具有相似的形态学特征。肿瘤细胞排列呈巢团状、缎带状、小梁状、腺泡状或"菊形团"样，间质血窦丰富。肿瘤细胞大小相对一致，通常呈圆形或多边形，胞质丰富，有时胞质呈嗜酸性；细胞核温和，染色质呈"胡椒盐"样；可能有局灶坏死。通过核分裂象和细胞增殖指数 Ki-67 进行肿瘤分级。NET G1：核分裂象 < 2 个 /2 mm^2，Ki-67 指数 ≤ 2%；NET G2：核分裂象（2 ~ 20）个 / 2 mm^2，Ki-67 指数 3% ~ 20%；NET G3：核分裂象 > 20 个 /2 mm^2，Ki-67 指数 > 20%。目前，尚无原发性肝 NET G3 的病例报道。

（2）神经内分泌癌：包括小细胞癌和大细胞神经内分泌癌。在神经内分泌癌中，肿瘤细胞通常排列呈实性巢片状，坏死常见。核分裂象易见，细胞增殖指数 Ki-67 非常高，通常 > 50%。小细胞癌与发生于其他部位的小细胞癌具有相似的形态学特征，细胞呈多边形或"燕麦"状，胞质稀少，核质比高，细胞核深染，通常核仁不可见，染色质呈"胡椒盐"样。大细胞神经内分泌癌的肿瘤细胞胞质丰富,通常为泡状核,核仁明显。

(3)混合性神经内分泌 – 非神经内分泌肿瘤:肝混合性神经内分泌 – 非神经内分泌肿瘤较神经内分泌癌更常见。非神经内分泌肿瘤成分中,以肝细胞癌相对常见,并可能是主要成分。少数病例报道非神经内分泌肿瘤成分为胆管癌。

【免疫组化】

肝神经内分泌肿瘤细胞表达 Syn、CgA、NSE 等神经内分泌标志物,通常表现为弥漫性的强表达,也可表达 CD56。广谱 CK 染色呈胞质点彩状阳性。此外,肿瘤细胞表达 INSM 1,呈细胞核阳性,文献显示其特异性及敏感性优于 Syn、CgA。通常不表达 AFP、HepPar-1、Glypican-3、CK7、CK20、TTF-1、CDX-2,可辅助进行鉴别诊断。Ki-67 是神经内分泌肿瘤分级诊断的重要参考指标。

【分子病理特征】

目前尚无肝神经内分泌肿瘤相关分子研究报道。

【鉴别诊断】

肝神经内分泌肿瘤的诊断需结合组织学形态和免疫表型。因为肝转移性神经分泌肿瘤更为常见,当存在其他部位神经内分泌肿瘤时,应首先考虑肝脏部位的神经内分泌肿瘤为转移性病变。只有充分结合临床,排除继发性转移时,才能诊断肝原发性神经内分泌肿瘤。同时由于在形态学上存在相似性,肝神经内分泌肿瘤还需要与肝细胞癌、胆管癌、血管肉瘤、淋巴瘤等相鉴别。肝神经内分泌肿瘤患者通常无胆管结石及病毒性肝炎等病史。血 AFP、CA19-9、CEA 通常正常或升高不明显。影像学缺乏肝细胞癌、胆管癌等特征性表现。肿瘤细胞通常强阳性表达 Syn、CgA 等神经内分泌标志物。

【治疗及预后】

外科手术是肝神经内分泌肿瘤的主要治疗方法。肝神经内分泌肿瘤

（NET）通常预后较好，有文献报道术后 5 年生存率为 78%，复发率为 18%。18%～47% 的病例死于转移性疾病，这部分病例常见于 NET G2 患者。而神经内分泌癌和混合性神经内分泌 – 非神经内分泌肿瘤具有高侵袭性，恶性程度高。细胞增殖指数 Ki-67 是神经内分泌肿瘤的重要预后指标。

撰写：王亚希

审校：张业繁

第二节　实例 1：肝原发性神经内分泌肿瘤

【临床资料】

患者，男性，49 岁。

主诉：体检发现肝占位 1 个月。

现病史：患者 1 个月前在当地医院体检，行腹部超声检查，提示"肝占位性病变"，不伴食欲缺乏，无皮肤、巩膜黄染，无寒战、发热等不适。2 周前就诊于我院。

既往史：10 余年前在当地医院行左侧附睾肿瘤切除，具体病理结果不详。高血压病史 10 年，间断口服苯磺酸氨氯地平及美托洛尔，血压控制好。

个人史、婚育史及家族史：无特殊。

【检查】

1. 实验室检查

（1）血常规：WBC 7.54×10^9/L、Neut 5.29×10^9/L、Neut% 70.1%、RBC 3.73×10^{12}/L、Hb 115 g/L、PLT 235×10^9/L。

（2）血生化：ALT 75 U/L、AST 22 U/L、ALP 66 U/L、TBIL 12.0 U/L、DBIL 5.7 U/L、IBIL 6.30 U/L、TP 54.3 g/L、ALB 32.7 g/L、G 21.60 g/L。

（3）肿瘤标志物：CA19-9 7.98 U/mL、AFP 3.67 ng/mL、CEA 0.71 ng/mL。

（4）病毒指标：乙肝、丙肝、梅毒、HIV 全部阴性。

2. 影像学检查

（1）2019 年 5 月腹部平扫 + 增强 CT（图 6-2-1）：肝左右叶交界区近肝门处可见类圆形肿物，大小约 4.5 cm × 3.9 cm，边界尚清，平扫呈低密度，增强扫描动脉期明显强化，门脉期及延迟期强化程度略减低；门脉主支未见明确充盈缺损。提示肝左右叶交界区近肝门处肿物，需警惕肝癌。

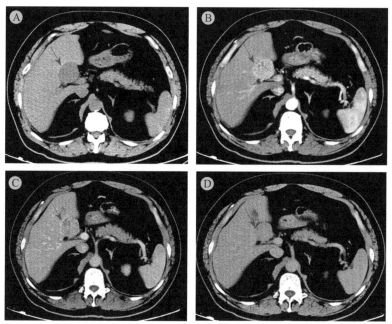

A. 平扫；B. 动脉期；C. 门脉期；D. 延迟期。箭头处为肝左右叶交界处占位。

图 6-2-1　腹部平扫 + 增强 CT 扫描

（2）2019 年 5 月腹部增强 MRI（图 6-2-2）：肝左叶、右叶交界区肿物，最大截面约 3.8 cm × 4.1 cm，T_1WI 低信号，T_2WI 不均匀高信号，DWI 高信号，增强扫描早期不均匀强化，门脉期及静脉期可见廓清，肝胆期未见明确造影剂摄取,门脉右支受推挤。提示肝左叶、右叶交界区肿物,肝癌?血管平滑肌脂肪瘤?

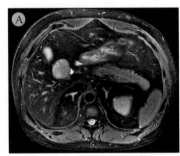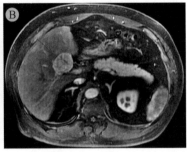

A. T_2; B. 动脉期。箭头处为肝左右叶交界处占位。

图 6-2-2　腹部增强 MRI

【诊断与鉴别诊断】

患者体检发现肝占位,既往虽无乙肝病史,增强 CT 及增强 MRI 可见早期强化,晚期退出表现,首先考虑肝细胞癌可能性大,但不除外肝转移瘤及肝原发性神经内分泌肿瘤,需术后病理加以明确。

鉴别诊断如下。

(1)肝转移瘤:常为多发,增强 CT 及增强 MRI 可见周边强化明显,中央乏血供,行 B 超检查可见"牛眼征",有其他部位肿瘤病史,CEA 可增高,AFP 正常,本病例无法排除,需术后病理加以明确。

(2)肝原发性神经内分泌肿瘤:肝原发性神经内分泌肿瘤少见,临床症状及影像学检查上缺乏特异性,需要排除有肝外原发灶的存在才能诊断,常依赖术后病理确诊。

【治疗】

2019 年 5 月行肝脏肿瘤切除术,术前未进行药物及其他辅助治疗。

术后病理如下(图 6-2-3)。

大体所见:(部分切除肝组织)大小为 12 cm × 7.5 cm × 5 cm,被膜尚光滑;多切面切开,肿物大小为 4.5 cm × 4 cm × 3 cm,切面灰粉,质细腻。

镜下所见：肿瘤边界尚清，肿瘤细胞排列呈梁状及实性片状，肿瘤细胞大小较一致，形态温和，染色质呈"胡椒盐"样，未见坏死及核分裂象。

病理诊断：高分化神经内分泌肿瘤（NET G1）。

免疫组化：CA19-9（－），CD34（－），CK18（3+），CK19（3+），CK7（－），GPC-3（－），Hepatocyte（－），Ki-67（密集区，2%），AE1/AE3（3+），CD56（2+），CgA（2+），Syn（3+），β-catenin（3+）。

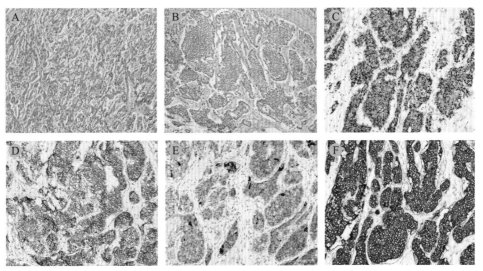

A、B.肿瘤细胞排列呈条索状及片状（HE 染色：100×）；C.肿瘤细胞质呈点彩状阳性表达 AE1/AE3；
D～F.分别显示肿瘤细胞弥漫强阳性表达 CD56、CgA、Syn。

图 6-2-3　术后病理

【治疗结果、随访及转归】

患者术后恢复良好，未行辅助治疗。术后完善奥曲肽显像未见其他病灶，胃肠镜未见明显异常。出院后定期复查，未出现复发或转移。

撰写：魏志成　祝心怡

审校：张业繁

第三节　实例 2：肝原发性小细胞癌

【临床资料】

患者，男性，55 岁。

主诉：体检发现肝占位 1 月余。

现病史：患者 2017 年 1 月体检发现肝脏小结节，因无症状，未关注。同年 8 月因腹部不适再次体检，发现肝脏结节较前增大，考虑为肝癌。随即就诊于我院，并于 2017 年 9 月 13 日在我院行腹部 MRI，提示肝右叶肿物，考虑为肝细胞癌。9 月 18 日行穿刺活检，提示肝细胞癌，完善免疫组化后，考虑为高级别神经内分泌癌，符合小细胞癌。我院 MDT 讨论后建议先行介入治疗，患者为行介入治疗来院。

既往史、个人史、婚育史及家族史：无特殊。

【检查】

1. 实验室检查

（1）血常规：WBC 5.52×10^9/L、Neut 3.64×10^9/L、Neut% 65.9%、RBC 4.58×10^{12}/L、Hb 139 g/L、PLT 81×10^9/L。

（2）血生化：ALT 55 U/L、AST 87 U/L、ALP 100 U/L、TBIL 20.6.0 U/L、DBIL 8.6 U/L、IBIL12 U/L、TP 67.0 g/L、ALB 40.8 g/L、G 26.20 g/L。

（3）肿瘤标志物：CA19-9 25.93 U/mL、AFP 4.14 ng/mL、CEA 1.26 ng/mL。

（4）病毒指标：乙肝表面抗原及核心抗体阳性，丙肝、梅毒、HIV 全部阴性。

2. 影像学检查

（1）2017 年 9 月腹部增强 MRI（图 6-3-1）：肝右叶可见肿物，呈分叶状，边界欠清，大小约 6.7 cm×6.8 cm，T_1WI/DUAL 呈等高信号，T_2WI/FS 呈不均匀高信号，DWI 扩散受限呈高信号，蒙片可见片状高信号，增强扫描动脉期强化不明显，门脉期、延迟期渐进性不均匀强化。肝左外叶近肝裂部可见结节灶，T_1WI 及 T_2WI 显示不明显，DWI 略高信号，增强扫描不均匀强化，静脉期及延迟期略低信号，大小约 1.5 cm。考虑肝细胞癌（部分外生型）。肝左叶结节，考虑肝癌子灶。

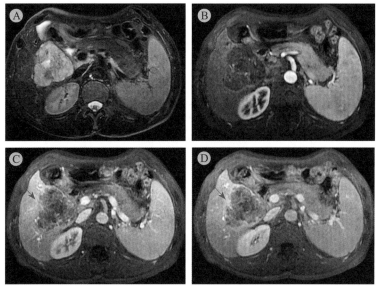

A. T_2；B. 动脉期；C. 门脉期；D. 延迟期。箭头处为肝右叶占位。

图 6-3-1　腹部增强 MRI

（2）2017 年 9 月腹部增强 CT（图 6-3-2）：肝右叶可见肿物，呈分叶状，边界欠清，最大截面约 7.5 cm×7.5 cm，平扫呈低密度，增强扫描动脉期不均匀强化，门脉期、延迟期呈混杂低密度。肝左外叶近肝裂部可见结节，约 1.2 cm×1.0 cm，边界清晰，平扫呈低密度，增强扫描动脉期略强化，静脉期及延迟期呈低密度。腹腔、腹膜后未见肿大淋巴结。肝右叶病变，考虑为恶性，请结合临床。肝左叶结节，倾向恶性。

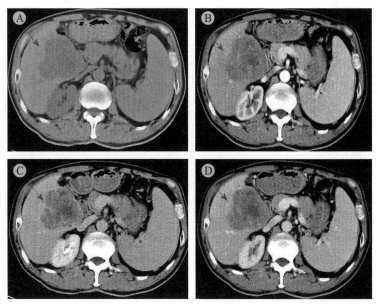

A. 平扫；B. 动脉期；C. 门脉期；D. 延迟期。箭头处为肝右叶占位。

图 6-3-2　腹部增强 CT

3. 内镜检查

2017年9月胃镜检查：慢性胃炎；胃底静脉曲张。肠镜：未见明显异常。

4. 病理检查

2017年9月肝穿刺：送检灰黄组织3条，长0.2～0.8 cm，直径0.05 cm。

镜下所见：肝组织及纤维结缔组织内可见分化差的癌浸润，肿瘤细胞核质比高，核分裂象易见，可见病理性核分裂象（图6-3-3A）。

病理诊断：高级别神经内分泌癌，符合小细胞癌。

免疫组化（图6-3-3B～图6-3-3F）：AE1/AE3（＋），CD56（3+），CgA（弱＋），Syn（3+），AFP（－），Arg-1（－），CA19-9（－），CD34（－），CK18（＋），CK19（灶＋），CK7（－），GPC-3（－），Hepatocyte（－），Ki-67（90%）。

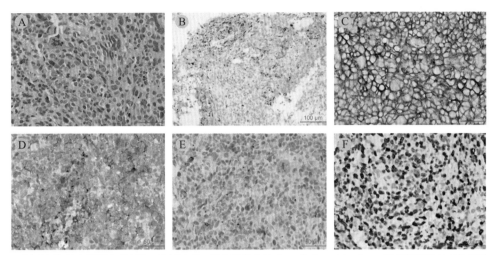

A. 肿瘤细胞呈多边形或燕麦状，核质比高，核分裂象易见（HE 染色：400×）；B. 肿瘤细胞质呈点彩状阳性表达 CK18；C～E. 分别显示肿瘤细胞弥漫强阳性表达 CD56 和 Syn，CgA 呈弱阳性表达；F. Ki-67 显示肿瘤细胞增殖指数约为 90%。

图 6-3-3　病理所见

【诊断与鉴别诊断】

诊断：小细胞癌。

鉴别诊断如下。

（1）肝细胞癌：体检发现肝占位，既往有乙肝病史，增强 CT 及增强 MRI 无典型的快进快出表现，肝细胞癌可能性小。

（2）肝转移瘤：常为多发，增强 CT 及增强 MRI 表现为肿物周边强化明显，中央乏血供，行 B 超检查可见"牛眼征"，有其他部位肿瘤病史，CEA 可增高，AFP 正常，本例暂不考虑。

（3）胆管癌：肿瘤常乏血供，增强 CT 及增强 MRI 延迟期强化明显，周边可伴有末梢胆管扩张，本例暂不考虑。

（4）肝血管瘤：增强 CT 示外周向中心逐渐增强，呈快进慢出表现，AFP 正常，本例暂不考虑。

（5）肝局灶结节性增生：增强 CT 及增强 MRI 为高血供表现，门脉期肿物中央可见星状瘢痕，本例暂不考虑。

（6）腺瘤：女性多发，增强 CT 为高血供表现，常有避孕药或激素使用史，本病例暂不考虑。

（7）肝包虫病：有牧区生活史，包虫囊液皮内试验阳性，肿物以囊性为主，本病例暂不考虑。

（8）肝脓肿：常有寒战、高热、肝区疼痛病史，查血白细胞及中性粒细胞明显增高，AFP 正常，本病例暂不考虑。

【治疗】

患者于 2017 年 9 月及 2017 年 11 月行肝脏肿瘤介入栓塞术。2017 年 12 月复查腹部 MRI，提示肿瘤较前增大明显，肿瘤进展。遂于 2018 年 1 月起，行 EP 方案化疗 4 个周期，具体为依托泊苷 100 mg ivgtt d1 ～ 4，顺铂 20 mg ivgtt d1 ～ 4，每 21 天为 1 个周期。4 个周期后复查肿瘤进展。2018 年 4 月起，予以 STEM+ 沙利度胺化疗 2 个周期，具体为替吉奥 60 mg bid po d1 ～ 14，替莫唑胺 200 mg qd po d10 ～ 14，沙利度胺 100 mg qn po d1 ～ 7、200 mg qn po d8 ～ 14、300 mg qn po d15 ～ 21，每 21 天为 1 个周期。2 个周期后复查肿瘤进展。2018 年 5 月起，调整为伊立替康 + 异环磷酰胺 + 贝伐珠单抗化疗，具体为伊立替康 240 mg ivgtt d1，异环磷酰胺 2.0 g ivgtt d1 ～ 3，贝伐珠单抗 500 mg ivgtt d1，每 21 天为 1 个周期，2 个周期后复查肿瘤进展。2018 年 7 月起，予以安罗替尼 12 mg qd po d1 ～ 14 治疗，每 21 天为 1 个周期，共 2 个周期。

【治疗结果、随访及转归】

最后一次复查时间为 2018 年 9 月，提示肿瘤持续进展，并于 2018 年 10 月死亡。

【专家述评】

原发性肝脏神经内分泌肿瘤（primary hepatic neuroendocrine neoplasm，PHNEN）属于罕见的神经内分泌肿瘤，只占神经内分泌肿瘤的 0.3%，所以其诊断具有很高难度。本章两例病例均为"体检发现肝占位"起病，患者本身缺乏特异性的临床症状，而影像学检查呈动脉期强化，门脉期及延迟期强化程度减低的表现，较难与肝细胞癌、血管平滑肌脂肪瘤等鉴别。PHNEN最终的确诊主要依靠病理学诊断，包括 CgA、Syn 等免疫组化指标，这两例病例中一例通过术后病理确诊，一例通过穿刺活检病理于治疗前确诊。由于 PHNEN 较罕见，诊断时还应着重注意排除其他部位原发肿瘤转移至肝脏的情况，有文献报道奥曲肽显像、68Ga-PET-CT 等检查方法有助于筛查全身其他部位病灶，提高诊断的敏感性和特异性。由于病例诊断时尚未常规开展奥曲肽显像检查，本章两例病例中一例在术后进行了奥曲肽显像，另一例采用了胃肠镜和腹盆增强 CT 进行全身筛查，略显不足；在条件允许的情况下，建议采用奥曲肽显像、68Ga-PET-CT 及胃肠镜进行筛查，才能更好地明确 PHNEN 的诊断。在治疗方面，PHNEN 可参照神经内分泌肿瘤肝转移的治疗原则，对于可切除的患者，外科手术是其主要的治疗手段，如病例 1 经确切的手术治疗后可获得良好的预后。而无法行手术治疗的患者，应根据患者的具体病理类型选择适当的药物治疗，如病例 2 为小细胞癌，则按照恶性肿瘤进行化疗，并根据肿瘤大小、部位可同时进行局部治疗（消融或介入治疗）。总体来讲，肝脏原发性神经内分泌肿瘤是一种罕见的疾病，其诊断和治疗往往需要以 MDT 讨论为基础，才能做到更好的个体化综合治疗。

撰写：魏志成　祝心怡

述评：张业繁

参考文献

[1] KLIMSTRA D S，KLOPPELL G，LA ROSA S，et al. Classification of neuroendocrine neoplasms of the digestive system//WHO classification of tumours：digestive systemtumours.

5th ed. Lyon, France: IARC, 2019.

[2] NOMURA Y, NAKASHIMA O, AKIBA J, et al. Clinicopathological features of neoplasms with neuroendocrine differentiation occurring in the liver. J Clin Pathol, 2017, 70 (7): 563-570.

[3] SHAH D, MANDOT A, CEREJO C, et al. The outcome of primary hepatic neuroendocrine tumors: a single-center experience. J Clin Exp Hepatol, 2019, 9 (6): 710-715.

[4] 冯伟, 周梦豪, 张坦, 等. 原发性肝脏神经内分泌肿瘤 21 例临床特征和预后影响因素分析. 中华肝胆外科杂志, 2020, 26 (1): 19-21.

[5] 刘少儒, 黄贻培, 裴晓珊, 等. 肝脏神经内分泌肿瘤 35 例临床病理分析. 岭南现代临床外科, 2021, 21 (2): 157-164, 170.

[6] CHEN R W, QIU M J, CHEN Y, et al. Analysis of the clinicopathological features and prognostic factors of primary hepatic neuroendocrine tumors. Oncol Lett, 2018, 15 (6): 8604-8610.

[7] DELUZIO M R, BARBIERI A L, ISRAEL G, et al. Two cases of primary hepatic neuroendocrine tumors and a review of the current literature. Ann Hepatol, 2017, 16 (4): 621-629.

[8] CHEN C, NOTKINS A L, LAN M S. Insulinoma-associated-1: from neuroendocrine tumor marker to cancer therapeutics. Mol Cancer Res, 2019, 17 (8): 1597-1604.

[9] SHI C, ZHAO Q, DAI B, et al. Primary hepatic neuroendocrine neoplasm: long-time surgical outcome and prognosis. Medicine (Baltimore), 2018, 97 (31): e11764.

[10] SONG S, KOH Y. Primary hepatic neuroendocrine tumor arising at a young age: rare case report and literature review. Korean J Gastroenterol, 2022, 79 (1): 35-40.

[11] ZANDEE W T, DE HERDER W W. The evolution of neuroendocrine tumor treatment reflected by ENETS guidelines. Neuroendocrinology, 2018, 106 (4): 357-365.

[12] SADOWSKI S M, NEYCHEV V, MILLO C, et al. Prospective study of 68Ga-dotatate positron emission tomography/computed tomography for detecting gastro-entero-pancreatic neuroendocrine tumors and unknown primary sites. J Clin Oncol, 2016, 34 (6): 588-596.

第七章

肝母细胞瘤

第一节 概述

【定义】

肝母细胞瘤（hepatoblastoma，HB）是一种恶性的原发性肝脏母细胞肿瘤，由肝细胞前体细胞发展而来，由不同比例的上皮和间叶成分组合而成。

【流行病学】

肝母细胞瘤是儿童期最常见的原发性肝脏恶性肿瘤，占儿童恶性肿瘤的1%，儿童发病率为（1～1.5）/百万。由于早产儿及低出生体重儿存活率增加，肝母细胞瘤发病率在部分国家呈上升趋势。大多数肝母细胞瘤（80%～90%）发生于6个月至5岁儿童，发病时中位年龄为18个月。其余病例发生在胎儿和新生儿期，很少见于年龄较大的儿童，成人则更为罕见。成人肝母细胞瘤多为个案报道，中位发病年龄42岁，男女比例相当。

【病因】

成人肝母细胞瘤多为散发性，病因尚不明确。研究显示染色体1q、4q、2、8及20数量或结构异常在肝母细胞瘤的发展中具有重要意义。

【组织病理形态】

1. **大体病理学**

肝母细胞瘤通常表现为边界清晰的单发或多发结节状病灶，切面色彩斑驳，可见坏死和出血灶。当出现间质成分，如骨或软骨，则肿瘤切面质地坚硬如沙砾状。

2. 组织病理学

依据 2013 年《国际儿童肝脏肿瘤分类共识》（表 7-1-1）将肝母细胞瘤分为完全上皮型和混合性上皮间叶型。完全上皮型肝母细胞瘤是指肿瘤完全由不同发育阶段的肝脏上皮成分构成，包括胎儿型、胚胎型、巨小梁型、小细胞未分化型和胆管母细胞型，可为单纯型或混合型。混合性上皮间叶型是指除胚胎性肝脏来源的上皮外，还包括其他来源的上皮和间叶来源的肿瘤成分。

表 7-1-1 修订版《国际儿童肝脏肿瘤分类共识》中肝母细胞瘤的分类

完全上皮型	胎儿型	分化良好的胎儿型（胎儿型伴核分裂象少）
		核分裂活跃的胎儿型（胎儿型伴核分裂象多）
		多形性
	胚胎型	
	巨小梁型	
	小细胞未分化型	INI 阴性
		INI 阳性
	胆管母细胞型	
混合性上皮间叶型		不伴有畸胎瘤样特征
		伴有畸胎瘤样特征

（1）完全上皮型分类如下。

1）胎儿型：①分化良好的胎儿型。肿瘤细胞呈细梁状或巢状结构，细胞小 – 中等大小，类似于胎儿肝细胞。细胞质透明或呈嗜酸性细颗粒状（具体取决于糖原或脂肪的含量），在低倍镜下呈现出特有的明暗相间现象。细胞核小而圆，核染色质细腻，核仁不明显，核分裂象 $\leqslant 2$ 个 /10 HPF。此亚型预后良好，属于极低危组。该亚型 Glypican-3 免疫组化在胞质内呈细小颗粒染色，有助于与其他亚型鉴别。②核分裂活跃的胎儿型。其组织学特征包括细胞排列拥挤、胞质糖原含量少、核仁明显及核分裂象 > 2 个 /10 HPF。③多形性上皮型：该亚型少见，多见于化疗后或 HB 的转移灶。肿瘤细胞的形态特征均保留胎儿型或胚胎型 HB 的特点，但核的形状不规则，染色质粗糙，可见明显核仁，核分裂象可增多。

2）胚胎型：肿瘤类似于妊娠6～8周胚胎的肝脏。细胞排列成片状、带状或腺泡状，形成假菊形团和乳头状结构。细胞体积小，胞质少，呈嗜碱性，缺乏明显的糖原和脂滴，细胞核增大，染色质粗糙。核分裂象较胎儿型区域更明显，髓外造血很少出现。

3）巨小梁型：肿瘤细胞排列成类似肝细胞癌的小梁结构，小梁厚5～12层细胞。小梁可由胎儿型或胚胎型肝母细胞、多形性细胞或类似肝细胞癌的细胞组成。

4）小细胞未分化型：肿瘤中包含小细胞未分化成分。肿瘤细胞呈实性片状排列，细胞黏附性差，类似神经母细胞瘤、尤因肉瘤或淋巴瘤等其他"小蓝细胞"肿瘤。细胞凋亡、坏死和核分裂象多见。肿瘤细胞表达CK8/18和波形蛋白，不表达AFP和Glypican-3，SMARCB1（INI1）可呈阴性或阳性。该亚型的HB患者血清AFP可不升高，但预后较其他亚型HB差。

5）胆管母细胞型：肿瘤呈现胆管分化，排列成管腔样结构，分布于其他类型的肿瘤细胞中或瘤巢周围，细胞呈立方状，核圆形，表达胆管上皮标志物（如CK7、CK19等），往往不表达Glypican-3，β-catenin核阳性，据此可与胚胎型肝母细胞（Glypican-3阳性）和增生的良性胆管（β-catenin膜阳性）鉴别。

（2）混合性上皮间叶型分类如下。

1）混合性上皮间叶型（不伴有畸胎瘤样特征）：即经典的混合性上皮间叶型。最常见的间叶成分为骨、软骨和横纹肌。

2）混合性上皮间叶型（伴有畸胎瘤样特征）：是在混合性上皮间叶型基础之上出现了非肝源的上皮成分，如原始内胚层、神经管样结构、黑色素、鳞状上皮和腺上皮等。

【免疫组化】

（1）由于 Wnt/β-catenin 信号通路激活，β-catenin 通常在上皮性胎儿型（分化好的、核分裂活性低的亚型除外）和间质成分的细胞核和细胞质内表达，而在其他成分中表达情况不一。同样，在胎儿型成分中 Wnt 信号的下游靶标谷氨酰胺合成酶呈现过表达。

（2）AFP 主要于分化程度较低的上皮成分中表达。

（3）HepPar-1 表达于胎儿型成分，较不成熟的上皮成分趋于阴性。

（4）GPC-3 可表达于胎儿型和胚胎型肝母细胞瘤的上皮成分中。共两种染色模式：核分裂象少、分化好的成分为细颗粒状；其他上皮成分为粗颗粒状。GPC-3 也可以有非肿瘤性肝细胞表达。

（5）广谱细胞角蛋白在上皮成分呈不同程度表达。CK7 和 CK19 表达于胆管母细胞型。

（6）SMARCB1（INI1）通常在所有肝母细胞瘤成分中呈阳性，有助于与预后较差的 SMARCB1（INI1）阴性小细胞未分化型肿瘤鉴别。

【分子病理特征】

肝母细胞瘤来源于肝母细胞或高度增殖的未分化的多能肝祖细胞，该细胞具有沿着不同谱系分化的能力。增殖细胞发生突变的阶段和微环境的相互作用可能决定了肿瘤的分化模式。

Wnt/β-catenin 信号通路在 HB 的发生过程中起重要作用，约 80% 的肝母细胞瘤中存在上述信号通路的基因异常，如 CTNNB1 第 3、第 4 外显子缺失；CTNNB1、AXIN、AP 及 TP53 突变；cyclin D1、survivin 和 MYC 等 Wnt 信号靶基因表达升高。其中，CTNNB1 编码 Wnt 通路中的 β-catenin，其突变主要集中在 8 岁以下的肝母细胞瘤患儿中，其中 2 岁以下患者多见错义突变，2 岁以上患者多见框内缺失突变。

TERT 是编码端粒酶反转录酶的基因，MYC 增强了 TERT 的表达，进一步激活 Wnt 信号。*TERT* 和 *MYC* 信号传导的激活似乎在肝母细胞瘤更具侵袭性的表型中发挥作用。*TERT* 的启动子突变在青少年肝母细胞瘤患者中更常见。

儿童肝母细胞瘤与成人肝细胞癌的肿瘤突变负荷有显著差别。成人肝细胞癌的突变频率为每 Mb 基因组有 3.06 个突变，儿童肝母细胞瘤的突变频率很低，每 Mb 基因组仅有 0.1 个突变，且在儿童肝母细胞瘤中，突变负荷和确诊年龄呈正相关。

【病理鉴别诊断】

1. 高分化肝细胞癌

肝细胞癌细胞异型性明显，无明暗相间结构和髓外造血；HB 中可见明暗相间结构，细胞大小形态较一致，细胞间可见髓外造血。若活检标本较小，只含有胎儿型细胞，则可能难以与高分化型 HCC 相鉴别。如果有间质成分则可排除肝细胞癌的诊断，最常见的间质成分是骨样组织，偶可见软骨组织、横纹肌母细胞或神经成分。

2. 胆管癌

胆管母细胞型 HB 应注意与胆管癌鉴别。后者常表现为典型的腺癌结构，促纤维增生明显，易与 HB 鉴别。

3. 其他"小蓝细胞"肿瘤

胚胎性横纹肌肉瘤、神经母细胞瘤、淋巴瘤、尤因肉瘤、促结缔组织增生性小圆细胞肿瘤等小细胞肿瘤，形态类似小细胞未分化型 HB。后者发生于肝脏内，如能找到少量胞质内糖原、脂质空泡、胆色素或肝窦内髓外造血等特征则有利于 HB 的诊断。

4. 肝脏畸胎瘤

肝脏畸胎瘤易与混合性上皮间叶型 HB 相混淆，但畸胎瘤一般没有胎儿型或胚胎型 HB 区域。

【临床表现及实验室检查】

成人肝母细胞瘤起病相对隐匿，主要临床表现为右上腹痛、腹部包块，部分患者可出现腹胀、恶心、呕吐、纳差、发热、消瘦等症状，甚至因肿瘤破裂出现急腹症表现。肿瘤可直接侵犯周边脏器、血管等引起相应症状。也可能出现非区域淋巴结、肺、骨等转移。90% 病例可伴有不同程度的 AFP 升高。

【影像学特征】

成人肝母细胞瘤常为单发，多位于肝右叶。临床常用影像学检查包括腹部超声、CT、MRI 和 PET-CT 等。腹部超声多表现为低回声占位，体积较大，形态较规则，伴有包膜；CT 的典型表现包括平扫呈低密度、等密度、混杂密度，增强后可见明显的不均匀强化，典型病灶常伴有钙化或囊性变，不同病理分型在 CT 表现上存在一定差异；MRI 平扫表现为长 T_1、长 T_2 信号或混杂信号，增强后肿瘤包膜强化明显，且消除迅速。

【治疗及预后】

目前成人肝母细胞瘤缺乏标准化的治疗策略，常借鉴儿童肝母细胞瘤的治疗方式。根治性手术切除为首选治疗手段，肿瘤巨大者术前可考虑行新辅助化疗。术前肝动脉化疗栓塞术或可有助于缩小肿瘤，但仅限于个案报道。转移性患者治疗上以全身化疗为主，常用化疗药物包括顺铂、阿霉素、5- 氟尿嘧啶、依托泊苷及环磷酰胺等。肝移植尚缺乏依据。与儿童肝母细胞瘤相比，成人肝母细胞瘤恶性程度更高，可发生肝内、肝外及淋巴结转移，预后极差，中位生存期仅约 5 个月。儿童肝母细胞瘤的预后与治疗前病变分期（PRE-TEXT 分期）、远处转移、组织学亚型及病灶完整切除等有关。分化良好的胎儿亚型预后较小细胞未分化型更好（图 7-1-1），巨小梁型亦提示预后不佳。AFP 动态变化与预后的关系尚存在争议。切缘阳性及肿瘤多灶为预后不良因素。成人肝母细胞瘤预后相关因素尚缺乏大宗数据分析。

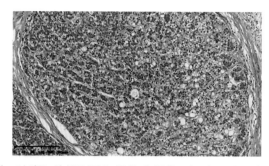

图 7-1-1　胎儿型，肿瘤细胞排列呈细梁状或巢状，细胞质透明或呈嗜酸性细颗粒状
（HE 染色：100×）

（来源：中国医学科学院肿瘤医院）

撰写：文亚茹

审校：姜志超

第二节　实例：完全上皮型肝母细胞瘤

【临床资料】

患者，女性，25 岁。

主诉：肝母细胞瘤术后 8 年，右侧背痛伴发热 2 个月。

现病史：患者于 2014 年体检时发现肝占位，外院行手术切除，术后病理提示肝母细胞瘤。术后未行放化疗，规律复查。2021 年 11 月初患者无明显诱因出现间断右侧背部疼痛，向右肩部放射，伴发热，无寒战，体温最高达 39 ℃，疼痛可自行缓解，不伴腹痛、腹胀、腹部包块、腹泻、恶心、呕吐、皮肤黄染、消瘦、乏力等其他不适，遂就诊于我院。

既往史：患慢性乙肝 25 年，未行抗病毒治疗。

个人史：否认高血压、糖尿病等慢性病史。

婚育史：未婚未育。

家族史：否认恶性肿瘤家族史。

查体：右上腹部可见陈旧手术瘢痕，长约 25 cm。腹平坦，未见腹部包块，腹软，无压痛、反跳痛、肌紧张。肝肋下未触及，肝区无叩痛，Murphy征阴性。移动性浊音阴性。肠鸣音 3 次 / 分。心肺查体无特殊。

【检查】

1. 实验室检查

（1）血常规：WBC 5.78×10^9/L、Neut 3.33×10^9/L、Neut% 57.6%、RBC 4.10×10^{12}/L、Hb 122 g/L、PLT 488×10^9/L。

（2）血生化：ALT 10.0 U/L、AST 19.7 U/L、ALP 83.8 U/L、GGT 16.0 U/L、TBIL 12.6 U/L、DBIL 2.3 U/L、IBIL 10.30 U/L、ALB 40.5 g/L。

（3）肿瘤标志物：AFP 30.67 ng/mL（升高）、CEA 0.59 ng/mL、CA19-9 11.86 U/mL、CA72-4 0.89 U/mL。

2. 影像学检查

（1）2021 年 12 月腹部增强 MRI（图 7-2-1）：肝右后叶见不规则肿物，最大截面约 4.7 cm×4.2 cm，边界欠清，T_1WI 同相位呈等及稍高信号，反相位高信号区不均匀减低，FAT 呈不均匀高信号，T_2WI/FS 呈等及稍高信号，DWI 呈不均匀高信号，增强扫描呈"花环"样强化，局部肝被膜增厚强化。

检查所见：结合病史，考虑恶性肿瘤复发伴肿瘤内脂肪变性可能性大，累及邻近肝被膜。

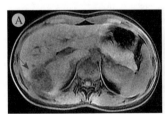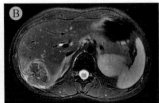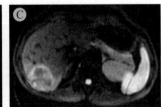

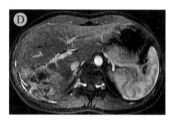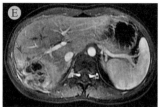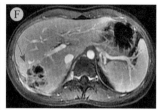

A. T_1；B. T_2；C. DWI；D. 动脉期；E. 门脉期；F. 静脉期。箭头处为肝右后叶占位。

图 7-2-1　腹部增强 MRI

（2）2022 年 1 月腹部增强 CT（图 7-2-2）：肝右后叶肿物，范围约 3.9 cm×3.2 cm，增强扫描呈"花环"样中等强化，其内可见多处低密度区，累及肝被膜及腹壁，邻近膈肌增厚，较厚处约 1.1 cm。无其他远处转移表现。

检查所见：肝脏肿瘤复发。

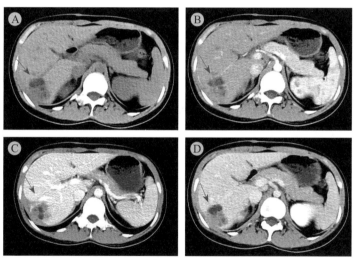

A. 平扫；B. 动脉期；C. 门脉期；D. 延迟期。箭头处为肝右后叶占位。

图 7-2-2　腹部增强 CT

【诊断与鉴别诊断】

患者为青年女性，青少年时期起病，既往曾因肝母细胞瘤行手术治疗。此次主要临床表现为右侧背部疼痛伴发热，不伴腹痛、腹部包块等。既往有慢性乙肝病史。AFP 升高。影像学提示肝右后叶肿物，T_1、T_2 等或稍高信号，增强扫描呈"花环"样强化，无其他远处转移表现。结合患者既往病理、临床表现、查体、影像学等结果，首先考虑肝母细胞瘤复发。

鉴别诊断如下。

（1）肝细胞癌：体检发现肝占位，AFP 升高，既往有乙肝病史，未行抗病毒治疗，需考虑肝细胞癌可能。患者 CT 及肝脏增强 MRI 无典型快进快出表现，无典型肝硬化表现，故肝细胞癌可能性较小。

（2）肝脓肿：本例患者病程中有高热，需警惕肝脓肿可能。但患者无寒战、肝区疼痛等表现，血常规检查白细胞及中性粒细胞均在正常范围内，无明确感染证据，故不支持。

（3）肝转移瘤：此类患者多有恶性肿瘤病史，肝转移常为多发，CT 及 MRI 增强相为周边强化明显，中央乏血供，B 超表现为"牛眼征"。本例暂不考虑。

（4）肝局灶结节性增生：为少见肝细胞源性良性肿瘤样病变，常见于年轻女性，多发生于肝被膜下，常为单发，需警惕。CT 及 MRI 增强扫描动脉期为高血供表现，门脉期肿物中心可见星状瘢痕。影像学表现不符合，故暂不考虑。

（5）肝内胆管癌：好发于老年人，男性略多于女性，可伴有 CA19-9 升高，影像学肿瘤常为乏血供，CT 及 MRI 增强延迟期强化明显，周边可伴有末梢胆管扩张。本例影像学表现不符合，故暂不考虑。

（6）肝血管瘤：增强 CT 示外周向中心逐渐增强，呈快进慢出表现，AFP 正常，本例可能性小。

（7）腺瘤：女性多发，增强 CT 示高血供表现，常有避孕药或激素使用史。患者无相关病史，影像学表现不典型，故暂不考虑。

【治疗】

患者于 2022 年 2 月行腹腔镜下肝脏右后叶及前背段切除、膈肌部分切除术。术中见肝脏肿瘤位于肝右叶，与膈肌粘连并固定，大小约 4 cm×5 cm，形状不规则。肝脏其余部位质地正常，未探及肿物。腹腔无腹水，腹盆腔未发现结节及肿物。

术后病理如下（图7-2-3）。

大体所见：肝右后叶＋前背段切除及部分膈肌切除标本，肝组织大小为12 cm×10 cm×6 cm，被膜大部尚光滑，其上见一灰白组织（膈肌），大小为6 cm×5 cm×0.6 cm。多切面切开，肝内可见一肿物，大小为5 cm×4 cm×3.5 cm，切面灰白实性质中，累及肝被膜及膈肌，距肝切缘2 cm，周围肝组织灰黄质中。

镜下所见：低倍镜下肿瘤呈多结节状，边界清晰；高倍镜下肿瘤细胞排列呈细梁状或巢状，细胞质透明或呈嗜酸性细颗粒状。

病理诊断：肝母细胞瘤，呈完全上皮型（胎儿型），局部伴大片坏死，局灶钙化，坏死周围泡沫细胞聚集。肿瘤最大径6 cm，累及肝被膜及膈肌组织，局部见脉管瘤栓，未见明确神经侵犯。肝切缘未见肿瘤。周围肝Scheuer评分：炎症G1，纤维化S0。

免疫组化：AFP（灶＋），Hepatocyte（3+），GPC-3（3+），CK18（3+），CK7（－），CK19（－），CA19-9（－），β-catenin（－），CD34（显示血窦毛细血管化），Desmin（显示横纹肌），Ki-67（20%）。

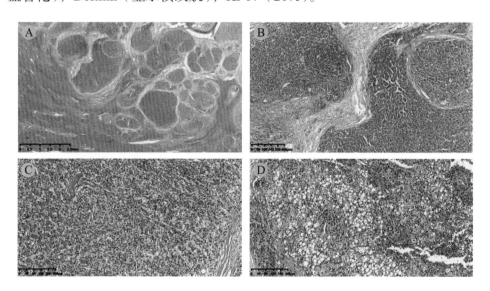

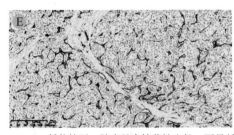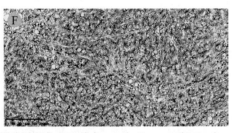

A、B. 低倍镜下，肿瘤呈多结节性生长，可见纤维分隔形成（HE 染色：A 为 20×，B 为 40×）；
C、D. 高倍镜下，肿瘤细胞排列呈细梁状或巢状，细胞质透明或呈嗜酸性细颗粒状（HE 染色：100×）；
E. 免疫组化染色示 CD34 标记肿瘤组织内血窦毛细血管化（放大倍数：100×）；F. 免疫组化染色示肿瘤细胞 GPC-3 强阳性表达（放大倍数：100×）。

图 7-2-3　肝母细胞瘤病理图像

【治疗结果、随访及转归】

术后患者恢复良好，AFP 降至 12.33 ng/mL。术后于 2022 年 3 月在外院开始行表柔比星联合顺铂化疗辅助化疗 4 个周期，具体为表柔比星 100 mg ivgtt d1，顺铂 30 mg ivgtt d1 ~ 3，21 天为 1 个周期。后续定期复查，至今未复发。

【专家述评】

本例患者 17 岁起病，既往乙肝病毒感染，病程中有 AFP 升高。肝脏肿物经手术切除病理证实为肝母细胞瘤。术后 8 年因肝内复发再次手术，后续行表柔比星联合顺铂辅助治疗，无病生存期至今 9 个月，未复发。肝母细胞瘤好发于婴幼儿，成人十分罕见，病因尚不明确，预后较差。成人肝母细胞瘤常表现为右上腹痛或包块，部分患者可伴有肿瘤消耗症状或 AFP 升高。临床表现及实验室检查无特异性，易延误诊治。有报道显示，相较于儿童，成人患者中嗜肝病毒感染似乎更多见，故而易与肝细胞癌混淆。由于该病发病率极低，多为个案报道，罕有大宗或前瞻性研究，治疗多参照儿童肝母细胞瘤，以手术切除为主，或辅以以顺铂为基础的术前化疗，但其应用价值仍具争议。肝动脉化疗栓塞术在术后辅助及肝内多发转移的治疗中可作为选择。对于转移性患者，化疗具有一定疗效，常用药物包括顺铂、阿霉素、卡铂、5- 氟尿嘧啶、依托泊苷及伊立替康等。靶向药物如索拉非尼及免疫检查点抑制剂在儿童肝母细胞瘤的个案治疗中显示出一定疗效，鉴于成人与儿童肝母细胞瘤在发生、发展及分子病理上的差异，值得进一步探索。此外，随着以多学科诊疗为代表的综合治疗模式在肝脏肿瘤治疗中的发展，对于肝脏罕见疾病的个体化综合治疗可能有助于提高疗效，改善患者生存质量。

撰写：魏志成　文亚茹

述评：姜志超

参考文献

[1] CELOTTI A，D'AMICO G，CERESOLI M，et al. Hepatoblastoma of the adult：a systematic review of the literature. Surg Oncol，2016，25（3）：339-347.

[2] 中华医学会病理学分会儿科病理学组，福棠儿童医学发展研究中心病理专业委员会. 肝母细胞瘤病理诊断专家共识. 中华病理学杂志，2019，48（3）：176-181.

[3] NAGAE G，YAMAMOTO S，FUJITA M，et al. Genetic and epigenetic basis of hepatoblastoma diversity. Nat Commun，2021，12（1）：5423.

[4] HAFBERG E，BORINSTEIN S C，ALEXOPOULOS S P. Contemporary management of hepatoblastoma. Curr Opin Organ Transplant，2019，24（2）：113-117.

[5] DUAN X F，ZHAO Q. Adult hepatoblastoma：a review of 47 cases. ANZ J Surg，2018，88（1/2）：E50-E54.

[6] MEYERS R L，MAIBACH R，HIYAMA E，et al. Risk-stratified staging in paediatric hepatoblastoma：a unified analysis from the children's hepatic tumors international collaboration. Lancet Oncol，2017，18（1）：122-131.

[7] WANG T Y，HAN Y L，GAO Y J，et al. Retrospective analysis of childhood hepatoblastoma in a single centre in China. Clin Oncol（R Coll Radiol），2019，31（7）：471-478.

[8] VISHNOI J R，SASIDHAR A，MISRA S，et al. Hepatoblastoma in a young adult：a rare case report and review of the literature. J Gastrointest Cancer，2020，51（1）：319-324.

[9]　KEINO D, YOKOSUKA T, HIROSE A, et al. Pilot study of the combination of sorafenib and fractionated irinotecan in pediatric relapse/refractory hepatic cancer（FINEX pilot study）. Pediatr Blood Cancer, 2020, 67（11）: e28655.

[10]　TSAI H L, YEH Y C, YU T Y, et al. Complete and durable response to immune checkpoint inhibitor in a patient with refractory and metastatic hepatoblastoma. Pediatr Hematol Oncol, 2021, 38（4）: 385-390.

第八章

肝罕见间叶源性肿瘤

第一节　肝孤立性纤维性肿瘤及病例分享

一、概述

【定义】

孤立性纤维性肿瘤（solitary fibrous tumor，SFT）是一种少见的间叶源性成纤维细胞肿瘤，其特征为梭形细胞为主要肿瘤成分，伴突出的、分支状、薄壁的、扩张的（"鹿角"状）血管结构，以及特征性的 *NAB2-STAT6* 基因融合。

SFT 最初由 Klemperer 等在 1931 年报道，主要发生在胸膜，起源于 CD34 阳性的网状树突细胞，并具有向纤维母细胞或肌纤维母细胞分化的特征。胸膜外 SFT 相对少见，原发于肝脏的孤立性纤维性肿瘤病例高度罕见，目前全球报道不足百例。临床上呈良性表现，但具有恶性潜能，10% ～ 20% 的病例会复发或发生远处转移。

【流行病学】

肝 SFT 临床散发，高度罕见。现有报道认为发病年龄为 5 ～ 90 岁，中老年多见，发病高峰年龄在 40 ～ 70 岁，女性发病率略高于男性。

【病因】

目前尚未明确。

【组织病理形态】

1. 大体病理学

SFT 可发生于肝脏任何一叶。肿瘤大小不一，直径为 1 ～ 32 cm，平均为 5 ～ 8 cm。边界清楚，呈肝实质内生长的结节状肿物，部分病例有纤维性假包膜。切面呈灰白色至浅褐色，实性，编织状，质硬。

2. 组织病理学

肝脏 SFT 组织学形态呈现多样性，大多数的生物学行为呈良性或交界性，根据形态学可分为纤维型、细胞型、脂肪瘤样型、富于巨细胞型、上皮样型等，其中纤维型最为多见。

（1）纤维型 SFT 诊断要点包括：①细胞丰富区与稀疏区交替，常伴有黏液变性；②瘤细胞呈短至长梭形，排列方式无规律、无结构；③血管丰富，可见"鹿角"样血管形成血管外皮瘤样结构；④稀疏区细胞间有粗细不一的"绳索"样胶原。

（2）细胞型 SFT 可以理解为只存在细胞丰富区，而无细胞稀疏区。细胞型 SFT 较其他亚型更易复发。

（3）脂肪瘤样型 SFT 表现为肿瘤局部有成熟的脂肪细胞。

（4）富于巨细胞型 SFT 为以前的巨细胞纤维血管瘤，肿瘤出现大量多核巨细胞，排列于出血区或血窦样腔隙周围，也可位于实性区内。

（5）上皮样型 SFT 瘤细胞呈类圆形。

各种亚型组织学共同特征是常可见血管外皮瘤样结构，这是 SFT 重要的诊断线索。

非典型 SFT 指含有瘤细胞密度高、核异型性明显、核分裂象增多但 < 4 个 /10 HPF 非典型区域的肿瘤。肝脏恶性 SFT 标准最早由 England 等在 1989 年提出，目前恶性 SFT 诊断标准包括发病年龄较大、更大的肿瘤体积、细胞密集、异型性显著、核分裂象超过 4 个 /10 HPF 及伴有出血、坏死，以

及显著的肉瘤样转化肿瘤成分。

【免疫组化】

90% 以上的 SFT 表达 CD34，且 98% 以上的病例呈 STAT6 细胞核强阳性。部分肿瘤细胞也可表达 CD99、Bcl-2，可呈 EMA、SMA 或 Desmin 灶状阳性，通常不表达 CK 及 S-100。

绝大部分 SFT 呈 CD34 和 STAT6 阳性，二者检测的敏感性及特异性均较高，目前被认为是其特征性的病理诊断标志物。

【分子病理特征】

SFT 的遗传标志是涉及染色体 12q 的臂内倒置，导致 *NAB2-STAT6* 基因融合。

【病理鉴别诊断】

肝 SFT 常常要与具有梭形细胞伴纤维间质丰富的肿瘤进行鉴别，包括肝血管平滑肌脂肪瘤、肝转移性胃肠道间质瘤、肝炎性肌成纤维细胞肿瘤等。

主要鉴别点如下：①肝血管平滑肌脂肪瘤，主要鉴别以梭形细胞成分为主的此类肿瘤，以其特征性的偏心性厚壁血管，而非 SFT 薄壁"鹿角"状血管为诊断线索；前者伴有的少量脂肪性成分也具有诊断价值。②肝转移性胃肠道间质瘤，既往的胃肠道间质瘤病史、多发病灶、以梭形细胞为主的肿瘤细胞呈 CD117 及 DOG1 弥漫阳性均是鉴别要点。③肝炎性肌成纤维细胞肿瘤，肿瘤中丰富的炎细胞成分和免疫组化 ALK 强阳性表达为其诊断线索和鉴别点。

【临床表现及实验室检查】

肝 SFT 起病隐匿，大多数肿瘤表现为生长缓慢、无痛的肿块，肿瘤增大后出现非特异性的压迫症状。腹膜盆腔肿瘤可表现为腹胀、便秘、尿潴留或早期饱腹感。体积较大的 SFT 可引起副肿瘤综合征，如 Doege-Potter 综合征、并引起严重低血糖或（更罕见的）由肿瘤产生 IGF2 而导致的肢端肥大样改变。实验室检查通常无特殊异常。

【影像学特征】

SFT 大部分的影像学特征是非特异性的。CT 可显示一个界限清楚、偶有分叶状的肿块，富于血管，密度不均匀。磁共振下肝脏 SFT 具有与胸腹膜 SFT 相似的影像学表现，肿块边缘清晰、光整，坏死、出血少见，T_1WI 呈等、低或稍高信号混杂，"地图"样强化常见。具有一定特征性。

【治疗及预后】

由于大部分 SFT 为良性肿瘤，治疗方法主要为通过手术完整切除肿瘤。文献报道个别患者接受了术后辅助化疗，但作用并不明确。10% 左右的肝 SFT 可出现复发或转移，多见于 5 年后，罕见于 15 年后。肝内 SFT 预后评估目前尚无明确标准。

二、病例分享

【临床资料】

患者，男性，63 岁。

主诉：体检发现肝占位病变 7 年。

现病史：患者 2014 年于外院体检时发现肝内占位，约 3 cm，无自觉不适。考虑血管瘤，定期复查，肿物缓慢增大。2021 年 6 月复查肿物增大至 8 cm，仍无特殊不适，就诊于我院。

既往史：高血压病史 5 年，血压控制尚可，对头孢类药物过敏，否认肝炎及其他疾病史。个人婚育史及家族史均无特殊。

查体：生命体征平稳，腹平坦，未见腹部包块，腹软，无压痛、反跳痛、肌紧张。肝肋下未触及，肝区无叩痛，Murphy 征阴性。移动性浊音阴性。肠鸣音 4 次 / 分。心肺查体无特殊。

【检查】

1. 实验室检查

（1）血常规：RBC 4.97×10^{12}/L，Hb 158 g/L，PLT 146×10^9/L，WBC 3.81×10^9/L，Neut 2.55×10^9/L，LY 0.93 $\times 10^{12}$/L。

（2）血生化：ALT 363.3 U/L，AST 215.7 U/L，LDH 360.5 U/L，GGT 33.0 U/L，TBIL 12.6 μmol/L，DBIL 2.4 μmol/L。

（3）肿瘤标志物：CA19-9 8.17 U/mL，AFP 4.34 ng/mL，CEA 2.68 ng/mL，FER 601.50 ng/mL。

2. 影像学检查

2021 年 5 月腹部增强 MRI：肝脏左叶类球形异常信号肿物，大小约 9.1 cm×8.2 cm×5.9 cm，T_1WI 稍低信号，T_2WI/FS 中高信号，内部信号稍欠均匀；DWI 高信号，增强扫描动脉期内部多发斑片状强化，门静脉期及延迟期强化逐渐增强，并且强化程度区域均匀一致，整体高于肝脏实质强化。考虑：肝脏左叶肿物，倾向腺瘤可能，亦不完全除外不典型肝细胞癌（图 8-1-1）。

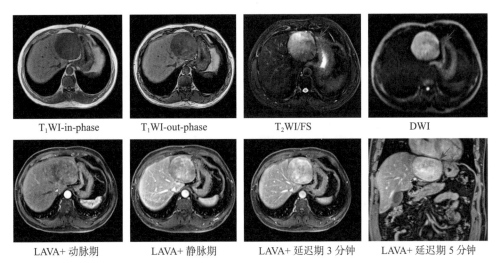

| T_1WI-in-phase | T_1WI-out-phase | T_2WI/FS | DWI |
| LAVA+ 动脉期 | LAVA+ 静脉期 | LAVA+ 延迟期 3 分钟 | LAVA+ 延迟期 5 分钟 |

T_1WI 呈低信号；T_1WI-out-phase 未见明确信号降低；T_2WI 压脂肿瘤部分呈高信号，部分区域可见片状低信号；DWI 呈中高信号，动脉期轻度强化，静脉期造影剂进一步充填，延迟期肿瘤持续强化，强化程度高于静脉期肿瘤及肝脏实质。

图 8-1-1 肝左叶类卵圆形肿物

【诊断与鉴别诊断】

患者为老年男性，隐匿性起病，病程较长，无特殊症状及体征。影像学提示肝左叶巨大占位性病变，T_1WI 稍低信号，T_2WI/FS 中高信号，增强扫描呈均一强化，无其他远处转移表现。综合分析患者临床表现，考虑肝内良性占位性病变可能性大，具体类型尚不明确，肝内腺瘤、间叶源性肿瘤、局灶结节性增生等均不能完全排除。鉴于患者无乙肝病史，肿瘤生长缓慢，无AFP升高，考虑肝细胞癌可能性较小。但仍需组织病理检查进行最终鉴别。

【治疗】

患者于 2021 年 6 月行腹腔镜肝左外叶切除 + 部分肝Ⅳa段切除术。手术探查所见：肝脏呈暗红色，无明显肝硬化表现。肿瘤大部分位于左肝外叶，一部分占据左肝Ⅳa段，超声探查最大径约 10 cm，局部侵犯肝被膜。肝脏其余部位未探及具体肿物。离断肝镰状韧带、冠状韧带和左肝三角韧带、肝胃韧带，分离粘连。解剖肝门，肝门备阻断带。腹腔镜超声明确肿物范围，距离肿物边缘 1 cm 左右确定切离线，电刀打开肝被膜，超声乳化吸引刀打开肝实质，管道系统应用 Hemolok 夹闭。应用 60 mm 腔内切割闭合器切断左肝外叶Ⅱ段及Ⅲ段肝蒂，应用 60 mm 腔内切割闭合器离断左肝静脉，完整切除左肝外叶 + 部分肝Ⅳa段。术程顺利，麻醉满意，出血量约 100 mL，未输血。

术后病理如下（图 8-1-2）。

大体所见：肝组织内见结节状肿物一枚，大小为 9.5 cm × 7.5 cm × 6.5 cm，边界清楚，切面呈灰白色，实性、质硬、编织状，有包膜。

镜下所见：肝组织内见以梭形细胞为主的肿瘤成分，部分呈短梭形或上皮样，呈条索状、旋涡状及簇状排列，肿瘤细胞核仁不明显，缺乏核分裂象，未见明确出血及坏死。肿瘤细胞与周围肝实质界清，未累及肝被膜。

免疫组化：AE1/AE3（ － ），CD34（2+），STAT6（ ＋ ），CD117（ － ），Desmin（ － ），DOG1（ － ），Ki-67（ < 1% ），S-100（ － ），SDHB（2+），SMA（ － ），

CK18（−），GPC-3（−），Hepatocyte（−），AFP（−），CK19（−），ALK（−）。

病理诊断：肝孤立性纤维性肿瘤。

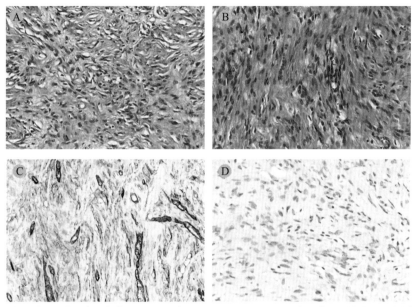

HE 染色示梭形细胞肿瘤呈条索状（A）及旋涡状（B）排列，可见丰富的薄壁血管（B）(放大倍数：200×)。免疫组化染色呈现典型的肿瘤细胞质 CD34 弥漫阳性（C）及肿瘤细胞核 STAT6 弱阳性（D）（放大倍数：200×）。

图 8-1-2　术后病理

【治疗结果、随访及转归】

术后患者恢复良好，未接受术后辅助治疗。1 个月后复查，凝血功能、生化、肝脏肿瘤标志物均正常，CT 和 MRI 检查未见明显转移复发迹象。后续定期复查，截至术后 1 年，未见肿瘤复发，患者自觉恢复良好。

【专家述评】

该病例是一例典型的肝孤立性纤维性肿瘤。患者起病隐匿，肿瘤生长缓慢，缺乏特异性的症状及体征，影像学检查同样缺乏特征性表现，与肝内常见占位性病变，如肝腺瘤、高分化肝细胞癌等鉴别困难，最终确诊高度依赖于病理。该患者镜下病理表现为以梭形细胞为主的肿瘤伴丰富的薄壁血管，免疫组化提示特征性的 CD34 阳性、STAT6 阳性，均符合 SFT 的表现。如有条件进行 *NAB2-STAT6* 融合基因检测，则可以进一步为该诊断提供坚实证据。

治疗方面，该患者接受了根治性手术治疗，这也是目前肝 SFT 的首选治疗方式。该疾病的治疗经验多参照其他部位的 SFT 及肝内良性占位性病变而定。根治性手术是目前公认的最佳治疗方式，术后辅助放化疗证据不足，不作为推荐。有文献报道，个别无法行手术切除的肝 SFT 患者尝试了放疗、肝动脉插管化疗栓塞等治疗方法，但因均为个例报道，很难评价这些技术手段的作用。

作为具有恶性潜能的良性病变，10% 左右的肝 SFT 会发生术后复发或转移。对 SFT 的单因素分析显示，核异型性、高分裂指数、胸膜外肿瘤、*p53* 阳性和 *TERT* 突变可能与预后不良有关。但由于病例数较少，目前仍缺乏公认有效的方式识别预后不良的高危患者。因此，对这类患者的长期随访是很有必要的。该患者已规律随访 1 年，未发现肿瘤复发，治疗组也会对其后续情况进行定期跟踪随访。

总之，肝孤立性纤维性肿瘤是一种高度罕见的疾病，全球已知报道不足 100 例。由于症状、体征、实验室及影像学检查均缺乏特异性，临床诊断困难。病理镜下所见及特征性的免疫组化检测有助于鉴别诊断。手术是其根治性治疗手段，术后辅助治疗价值不明确。鉴于少数患者可能出现复发或转移，所有患者均应接受术后的长期随访。而复发转移患者应当如何治疗，目前更是一片空白，需要依赖多学科协作组针对个例给出综合治疗的方案。如何识别可能出现复发转移的高危患者，如何为复发转移患者提供个体化的治疗方案，是这一疾病未来需要关注的研究方向。

撰写：曹　琪　李　卓　杨　伊

影像：姜　军

述评：唐　玉

第二节　肝上皮样血管内皮瘤及病例分享

一、概述

【定义】

肝上皮样血管内皮瘤（hepatic epithelioid hemangioendothelioma，HEHE）是一种临床罕见的血管源性肿瘤，2020 年第五版世界卫生组织肿瘤分类——软组织与骨肿瘤病理学和遗传学中将其归入恶性肿瘤。HEHE 患者多数表现为腹痛或体重下降、疲劳、厌食等全身症状，少数患者无症状，往往在体检时偶然发现，实验室检查结果具有非特异性，临床诊断十分困难。HEHE 的生物学行为具有不确定性，总体生存率高于肝血管肉瘤，患者可以存活多年。

【流行病学】

HEHE 是一种少见的恶性血管源性肿瘤，病因不明，可能与口服避孕药、肝创伤、肝炎或长期接触氯乙烯等有关。平均发病年龄为 23 ～ 65 岁，女性较多见。HEHE 的临床表现多样，可无症状，或表现为持续性腹部不适、右上腹疼痛、食欲缺乏、油腻、易疲劳、低热、恶心呕吐、体重下降、巩膜黄染等，个别患者因血液高凝状态引起脑血管栓塞为 HEHE 的主要临床表现。偶见肿瘤自发性破裂导致腹腔内大出血。HEHE 可为单发和多发结节，罕见情况下，HEHE 伴发肝细胞癌或血色素沉着病。实验室检查 AFP 水平一般在正常范围，或转氨酶、碱性磷酸酶、胆红素水平上升。有报道 HEHE 可引起甲状旁腺激素相关蛋白质水平升高，导致高钙血症。

【病因】

HEHE 的病因尚不清楚，起病隐匿，缺少特异性临床表现及实验室检查，易出现漏诊、误诊情况。对于 HEHE，既往文献报道其年发病率低于百万分之一，以成年女性最多见。已经确定了几种可能的致病因素和风险因素，如接触氯乙烯、聚氨酯、二氧化硅、石棉，口服避孕药、患原发性胆汁性肝硬化、病毒性肝炎或饮酒等。

【组织病理形态】

1. 大体病理学

大体上，肝上皮样血管内皮瘤呈结节状，具有浸润性边界，切面呈灰白色至棕黄色，质韧至质硬，伴有钙化者切面呈沙砾样。部分病例为多发，肿瘤大小不一，大者可累及全肝。

2. 组织病理学

上皮样血管内皮瘤肿瘤细胞可呈现上皮样、树突状或中间细胞型三种形态，特征是黏液透明的间质中有上皮样细胞索和巢。上皮样瘤细胞体积中－大，呈圆形或不规则形，胞质嗜酸，特征性的形成胞质内空腔，腔内可含红细胞，核偏位，类似印戒细胞样形态，黏液染色阴性。树突状细胞呈梭形或星芒状，有指样突起，也可有胞质内空泡。肿瘤细胞有中等数量的嗜酸性胞质和圆形核，核仁不明显。大多数病例只有轻微的异型性，核分裂象很少，间质变黏液样和透明，在某些病例中，透明间质可能使肿瘤细胞模糊不清。瘤细胞向周边肝窦和终末肝静脉内生长，以血管为中心的肿瘤扩张血管壁，堵塞管腔，在血管腔内形成瘤栓，并以离心方式扩散到周围组织，在那里产生硬化反应，故镜下组织学结构可呈带状，即中央为少细胞纤维硬化区，外围为富细胞生长区。

【免疫组化】

上皮样血管内皮瘤的肿瘤细胞表达内皮标志物 CD34、CD31、podoplanin（D2-40）、FLI-1、Ⅷ因子相关抗原和 ERG，其染色程度可能存在很大的差异；上皮抗原在多达 40% 的病例中有表达（CK7、CK8、CK18），但 EMA 的表达很少见。在大约 50% 的病例中存在 SMA 表达。

【分子病理特征】

大多数病例的特征是 *WWTR1-CAMTA1* 基因融合，特定亚型具有 *YAP1-TFE3* 融合的特征。

【病理鉴别诊断】

主要鉴别诊断包括上皮样血管瘤、上皮样血管肉瘤、复合型血管内皮瘤，其他鉴别诊断还包括肝炎性假瘤、肝间叶性错构瘤等。

肝上皮样血管内皮瘤生物学行为等同于低度恶性肿瘤，大多数呈惰性临床经过，进展缓慢。转移率达 20%～30%，总体死亡率达 10%～20%。高危性肿瘤直径＞3 cm，核分裂象＞3 个 /50 HPF，生存率显著下降。治疗方法主要是通过广泛手术切除，确保边缘阴性，化疗效果不佳，目前已有通过肝移植治疗的报道。

【临床表现及实验室检查】

肝上皮样血管内皮瘤患者一般没有肝炎感染史，也没有观察到典型的临床表现。根据一项研究报道，最常见的症状包括右上腹疼痛（48.6%）、肝大（20.4%）和体重减轻（15.6%），少数病例还患有布鲁菌病或卡萨巴赫 - 梅里特综合征。在另一篇报道中，36.6% 的 HEHE 患者有肝外受累，受累器官有肺（8.5%）、局部淋巴结（7.7%）、腹膜（6.1%）、骨（4.9%）、脾（3.2%）和膈肌（1.6%），25% 的患者没有明显的症状。

实验室检查 AFP 水平一般在正常范围，或转氨酶、碱性磷酸酶、胆红素水平上升。有报道 HEHE 可引起甲状旁腺激素相关蛋白质水平升高，导致高钙血症。无明显特异性指标，肝功能异常以碱性磷酸酶和 γ- 谷氨酰转移酶升高多见。

【影像学特征】

多数病灶位于肝右叶，一般呈多发改变（82%），单发病变少见（18%）。肿瘤多位于肝脏的周边，相互融合呈"菜花"状，包膜无膨隆，肝门部多无肿瘤，常见萎缩，而肝脏外形大体正常或不同程度肿大为病变特点。

（1）超声检查：肝脏体积可增大，肝实质回声弥漫性、非均匀性增强，肝内可见形态规则或不规则、大小不等的多种回声的占位，有边缘规则的"蜂窝"状强回声占位，也有形态不一、边缘不规整的低或近无回声占位，占位内均未见明显彩色血流信号。一般边界模糊，无包膜。超声造影见肝内病灶呈低回声、减弱回声，血流信号不丰富，边缘可见少量血流信号，有类似肝转移癌表现。动脉期可见等增强或高增强，而延迟期见低增强，而且延迟相中可以检出更多病灶。

（2）CT 检查：对多结节型 HEHE 有较大诊断价值，表现为肝脏周边区域多发低密度结节灶，结节密度不均，可见低密度环状边缘及中心更低密度区，局部肝包膜可见凹陷；增强后动脉期病灶无强化或轻度周边强化；门脉期病灶持续强化，可见较明显的"晕环征"，延迟期则呈等密度，坏死区域不强化。少数病例病灶可有钙化，动态增强扫描表现为类似于血管瘤的"早出晚归"和向心性强化模式，但其强化特点为怪异形状的非结节状，且其强化程度均低于同期的腹主动脉和门静脉，中央区常有纤维收缩反应，从而影像上可表现出较少见的"包膜回缩征"。Radin 等报道未受累的部分肝大，并可伴脾大。这可能是由此瘤有一种生长于肝静脉及门静脉分支内并使其闭塞的倾向，受累的区域血流灌注减少，不受累的区域血流灌注增多所致。

（3）MRI 检查：肿瘤结构更清晰，T_1WI 表现为相对肌肉低信号，部分病灶内可见更低信号，代表肿瘤内的硬化性坏死，T_2WI 及 FLAIR 像呈稍高或高信号，伴低信号晕圈。增强模式与 CT 类似。

【治疗及预后】

HEHE 作为一种罕见的恶性肿瘤，目前还没有关于最佳治疗策略的说明数据。手术切除是 HEHE 患者可选的治疗方式之一。患者术后预后良好，但多数患者发现病变时肝内已有多发病灶甚至肝外转移，对于 HEHE 患者，肝移植是公认的治疗方式之一。59 例接受肝移植的 HEHE 患者研究显示，平均随访 49 个月，23.7% 的患者出现疾病复发。肝外疾病和淋巴结受累对疾病的生存率没有显著影响。有研究报道肝移植与 HEHE 患者较长的生存期相关。

撰写：曹　琪　曹雨青　李　卓

审校：赵建军

二、病例分享

【临床资料】

患者，男性，65 岁。

主诉：发现肝占位 15 年余，近半年增大。

现病史：患者 15 年前于当地医院常规体检 B 超发现肝低密度影，大小约为 3 cm；于外院行肝穿刺活检提示炎性假瘤，CT 检查示肺多发结节，未进行特殊诊治，定期复查。8 个月前于外院复查时发现肝占位较前增大，大小约为 4.8 cm，无自觉症状，未进行特殊诊治，定期复查。患者进一步就诊于我院门诊，MRI 提示肝左右叶交界处肿物，大小约为 5.5 cm × 5.4 cm，边界尚清，病变周围胆管局限性扩张。病变邻近胆囊壁增厚，与肝脏肿物无明显分界。CT 提示双肺多发结节，大部分伴钙化，大者约为 1.0 cm × 1.2 cm，倾向含钙化转移瘤（符合炎性肌纤维母细胞瘤转移特征）。患者为行手术治疗来院。

既往史：15 年前于外院行双侧甲状腺全切术，术后提示甲状腺癌，术后行 2 次碘 -131 治疗，长期口服左甲状腺素钠片（200 mg/d）。否认肝炎病史。

个人史：否认疫区居留史，无烟酒嗜好，无不洁性生活史。

婚育史：适龄结婚，家庭成员体健。

家族史：父亲因肝癌去世。

查体：全身黏膜无黄染，无出血点，无蜘蛛痣。浅表未见肿大淋巴结，肝颈静脉回流阴性。腹部平坦，无胃肠型和蠕动波，无分泌物，无腹壁静脉曲张，无压痛、反跳痛，无肌紧张，无液波震颤，无振水音，肝肋下未触及，Murphy 征阴性，腹部叩诊呈鼓音，移动性浊音阴性，肠鸣音 3 ～ 5 次 / 分，直肠指诊未见异常。

【检查】

1. 实验室检查

（1）血常规：WBC 7.2×10^9/L、Neut 5.23×10^9/L、Neut% 72.6%、RBC 4.79×10^{12}/L、Hb 144 g/L、PLT 181×10^9/L。

（2）血生化：ALT 11.6 U/L、AST 16.7 U//L、ALP 91.6 U/L、GGT 39.5 U/L、TBIL 44.4 U/L、DBIL 6.5 U/L、IBIL 37.90 U/L、ALB 45.2 g/L。

（3）肿瘤标志物：AFP 3.20 ng/mL、CEA 1.20 ng/mL、CA19-9 14.33 U/mL。

2. 影像学检查

（1）2021 年 6 月上腹部增强 CT（图 8-2-1）：肝左右叶交界处肿物，大小约为 5.5 cm×5.1 cm，边界尚清，内见多发钙化灶，平扫呈低密度，增强扫描动脉期边缘局灶明显强化，中央强化不明显，门脉期、延迟期边缘强化减低；结节周边可见散在小结节，与肿物强化方式相似。

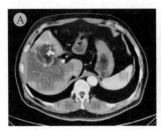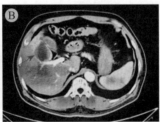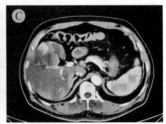

A. 动脉期；B. 门脉期；C. 延迟期。箭头处为肝左右叶交界处占位。

图 8-2-1　上腹部增强 CT

（2）2021 年 8 月上腹部增强 MRI（图 8-2-2）：肝左右叶交界处肿物，大小约为 5.5 cm×5.4 cm，边界尚清，T_1WI 低信号，T_2WI/FS 稍高，高信号复杂，内可见少许低信号影，DWI 混杂高信号，增强扫描动脉期边缘局灶明显强化，中央强化不明显；结节周边可见散在小结节。

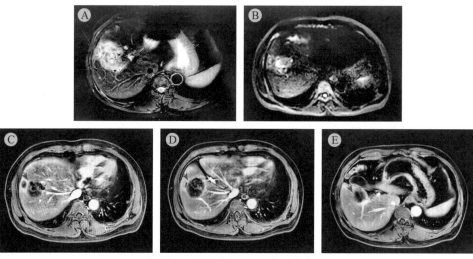

A. T$_2$WI；B. DWI；C. 动脉期；D. 门脉期；E. 延迟期。箭头处为肝左右叶交界处占位。

图 8-2-2 上腹部增强 MRI

【诊断与鉴别诊断】

诊断：肝占位性病变；高血压；甲状腺术后（甲状腺癌）；肺肿物（倾向含钙化转移瘤）。

鉴别诊断如下。

（1）肝细胞癌：体检发现肝细胞占位，有乙肝病史，CT 及 MRI 增强为典型的快进快出表现。

（2）胆管癌：肿瘤常为乏血供，CT 及 MRI 增强延迟期强化明显，周边可伴有末梢胆管扩张。

（3）肝转移瘤：常为多发，CT 及 MRI 增强为周边强化明显、中央乏血供，B 超示"牛眼征"，有其他部位肿瘤病史，CEA 可增高，AFP 正常。

（4）肝血管瘤：增强 CT 示外周向中心逐渐增强，呈快进慢出表现，AFP 正常。

（5）肝局灶性结节性增生：CT 及 MRI 为高血供表现，门静脉肿物中央可见星状瘢痕。

【治疗】

患者入院后于 2021 年 8 月在全身麻醉下行开腹探查肝中叶切除＋胆囊切除术。

术后病理如下（图 8-2-3）。

大体所见：肝组织大小为 12.5 cm×12 cm×6 cm，多切面切开，可见灰红区及灰白区，两者部分融合，灰白区大小为 4 cm×3.4 cm×3.2 cm，灰红区大小为 4.7 cm×4 cm×3.6 cm，总大小为 5.5 cm×5.4 cm×5 cm。融合区与基底切缘的最近距离为 0.2 cm，局灶紧邻胆囊窝面烧灼缘。灰红区与肝被膜的最近距离为 1.4 cm。距融合区 0.4 cm，可见一灰红结节，直径 0.6 cm。多切面切开周围肝，可见 2 枚灰白结节，与融合区的最近距离为 1～2 cm，直径 0.4～0.6 cm。

病理诊断:（肝中叶）梭形细胞肿瘤，富含血管，伴大片玻璃样变及黏液变性，结合形态及免疫组化结果，符合肝上皮样血管内皮瘤，肿瘤最大径为 5.5 cm，累及肝被膜及部分胆囊壁，与基底切缘最近距离小于 1 mm。周围肝组织可见肿瘤播散灶，直径 0.4 cm，另见纤维化结节 1 枚，直径 6 mm。

免疫组化：CD34（两个蜡块＋），CK18（2+），CK7（－），Hepatocyte（－），Ki-67（2%），AE1/AE3（－），EMA（－），S-100（2+），Vimentin（3+），CD31（两个蜡块 2+），FLI-1（两个蜡块＋），TFE3（弱＋），F8（＋）。必要时行基因检测（*WWTR1-CAMTA1* 融合或 *YAP1-TFE3* 融合）。

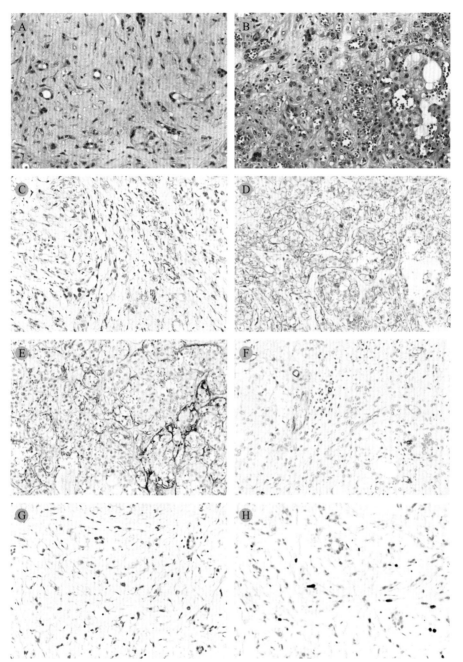

A、B. HE 染色，可见梭形及小立方上皮样细胞，呈条索状或形成小管腔结构，富含血细胞，间质伴黏液变性；C.CD31-1 染色；D. CD31-2 染色；E. F8 染色；F. CD34 染色；G. Hepatocyte 染色；H. Ki-67 染色。

图 8-2-3　术后病理（放大倍数：200×）

【治疗结果、随访及转归】

患者术后恢复良好，术后 3 个月行术后第一次复查，自诉现术后恢复可，无特殊不适，肝功能、生化指标正常。

【专家述评】

HEHE 起病隐匿，缺少特异性临床表现及实验室检查，易出现漏诊、误诊。HEHE 好发于成年女性，男女比约为 1 ∶ 1.5，好发年龄为 30 ~ 40 岁。其临床表现不典型，肿瘤标志物多为阴性。首次就诊的影像学表现使之易被误诊为原发性肝癌或肝转移瘤，HEHE 的 CT 和 MRI 影像学表现有一定特征，"肝包膜回缩征""核心模式""棒棒糖征"有一定特征性，可帮助诊断：① CT 特征性表现为"包膜回缩征"：因包膜下病灶纤维牵拉和肝包膜内陷所致；增强后病灶呈渐进性强化，周边表现为高密度，病灶中心呈低密度，形似靶状；部分病灶周边可见低密度带，形成"晕征"。MRI 表现为 T_1WI 稍低信号，T_2WI 稍高信号，增强后呈向心性轻度强化。②"核心模式"：表现为肿瘤外围为丰富的肿瘤细胞，而中心被大量黏液基质或坏死组织取代，其病理学检查与影像学表现上的"核心模式"极为相似，文献报道有超过 50% 的患者会出现"核心模式"。③"棒棒糖征"：肝静脉或门静脉主干或分支终止于病灶边缘，或沿病灶边缘走行，与病灶形成"棒棒糖征"，部分病灶内可见静脉血管穿行。"棒棒糖征"形成的病理基础为肿瘤细胞易浸润肝窦及肝内门静脉系统，肿瘤包绕肝静脉、门静脉或小静脉生长，致其狭窄或闭塞。临床诊断需与肝海绵状血管瘤、肝内胆管癌、肝转移瘤、肝血管肉瘤和原发性肝癌等疾病进行鉴别。由于 HEHE 较罕见，其临床表现及影像学特征表现多样，肝穿刺活检不仅有助于确诊，也能够对 HEHE 治疗方案的选择发挥积极作用。HEHE 目前并无统一标准治疗方案。治疗措施包括肝叶切除、肝移植、TACE、消融治疗、免疫治疗和化疗等。对于肝内局灶性病变，可行肝脏根治性切除手术，患者术后预后良好。但多数患者发现病变时肝内已有多发病灶甚至肝外转移，无法行肝脏部分切除术。回顾该患者诊治过程，起病隐匿，病程漫长，无典型临床症状和体征，临床影像学检查不具备特殊性，这些都符合 HEHE。术后病理提示符合 HEHE，且为双灶融合，累及肝被膜及部分胆囊壁，周围肝组织可见肿瘤播散灶。有文献报道，HEHE 直径大于 4 cm 即可能形成融合。该患者既往有甲状腺癌病史，而且术前诊断肺部多发转移，如果术前能够完善全身 PET-CT、肝穿刺等检查，完善术前 MDT 流程，会让诊治更加严谨。术后完善基因检测（*WWTR1-CAMTA1* 融合或 *YAP1-TFE3* 融合）并能够把这一罕见肿瘤病理提交全院 MDT 查房讨论，制定后续治疗方案，同时密切随访，根据治疗反应及病情变化调整治疗方案，可能会给患者远期生存带来效益。

撰写：王小雯　杨　伊　曹　琪　曹雨青　李　卓

影像：姜　军

述评：赵建军

第三节　肝血管肉瘤及病例分享

一、概述

【定义】

血管肉瘤（angiosarcoma）是一种恶性肿瘤，具有内皮分化和不同程度的血管形成。肝血管肉瘤是起源于肝脏血窦内皮细胞的恶性肿瘤。

【流行病学】

该肿瘤可发生于不同的部位，如软组织、肺、肝脏，可多发。发病年龄广泛，更常见于成人，男性略多于女性。临床表现为腹部包块、腹痛、胃肠道症状等，后期可有黄疸、腹水及脾大。肝血管肉瘤破裂可导致急腹症，胃肠道血管肉瘤可导致穿孔、大出血、肠梗阻、肠套叠等。转移性血管肉瘤可多发于肠道壁。深部软组织血管肉瘤多好发于下肢。

【病因】

大部分肝血管肉瘤无明确病因，部分病例与肝硬化，接触氯乙烯、砷、二氧化钍等化学物质相关。某些亚型与先前的放疗、慢性淋巴水肿和某些综合征相关。

【组织病理形态】

1. 大体病理学

典型肝血管肉瘤常为多发结节，瘤体大小不一，多为 4 ～ 20 cm，单节结直径多超过 10 cm，可侵及全肝，边界不清。肿瘤切面灰白区及出血区相间，呈暗红色蜂窝状含血间隙，局部可见显著囊腔，大的血管腔呈锯齿状，腔内充满液体或血凝块，坏死、钙化常见，并常累及脾。

2. 组织病理学

肝血管肉瘤可见内皮细胞形成不规则血管腔，呈假乳头状或弥漫浸润，衬覆单层或多层细胞，呈"靴钉"样，瘤细胞大量增生，可形成凸向管腔的乳头。内皮细胞具有不同程度异型性，胞质略呈嗜酸性，核大，染色较深，核分裂象活跃，有时可见大的奇异状核和多核细胞。少数瘤细胞有巨核和吞噬现象。肿瘤周边无完整包膜，瘤细胞常沿原有的血管腔隙和肝窦生长，沿终末肝静脉、门静脉分支扩散，在肝板上呈覆盖式生长，至肝板解离，肝细胞萎缩或消失。

【免疫组化】

Ⅷ因子相关抗原阳性，CD31、CD34 阳性，但 CD31 灵敏度更高。

【病理鉴别诊断】

肝血管肉瘤主要与Ⅰ型婴儿肝血管瘤及Ⅱ型婴儿肝血管瘤鉴别。其他鉴别诊断还包括卡波西肉瘤、非典型性血管病变及其他类型血管瘤等。

【治疗及预后】

血管肉瘤整体预后差，上皮样血管肉瘤常更有侵袭性。积极进行手术切除，保证切缘广泛阴性，是主要治疗手段。

撰写：曹　琪　曹雨青

审校：宋　岩

二、病例分享

【临床资料】

患者，男性，72岁。

主诉：发现肝占位5月余，肝功能异常半月余。

现病史：患者于2021年4月行检查发现肝占位，就诊于我院，MRI示肝内弥漫多发信号影，增生性病变？炎性肉芽肿性病变？外周血甲胎蛋白未见显著增加。患者于外院行保肝对症治疗后入我院。治疗前复查影像：肝周形态不规则，可见波浪状改变，肝左叶及肝尾叶略增大。肝内见弥漫多发异常信号影，同前相仿，边界欠清，遍布全肝，增强扫描动脉期轻中度强化，静脉期及延迟期渐进性填充，肝特异对比期可见对比摄取，考虑肝硬化增生结节。患者复查胆红素及转氨酶轻度升高，遂就诊于我院。

既往史、个人史、婚育史、家族史无明显异常。

查体：腹部外形膨隆，无腹壁静脉曲张，腹软，无压痛及反跳痛，脾肋下未触及，移动性浊音阳性；肝上界位于第5肋间，肋下未触及，剑突下未触及。

【检查】

1. 实验室检查

（1）血常规：WBC 3.96×10^9/L、Neut 2.59×10^9/L、Neut% 65.4%、RBC 5.64×10^{12}/L、Hb 174 g/L、PLT 118×10^9/L。

（2）血生化：ALT 50.2 U/L、AST 49.6 U/L、ALP 120.2 U/L、GGT 325.4 U/L、TBIL 115.9 U/L、DBIL 43.2 U/L、IBIL 72.7 U/L、ALB 30.8 g/L。

（3）肿瘤标志物：AFP 3.16 ng/mL、CEA 3.57 ng/mL、CA19-9 52.34 U/mL、CA12-5 585.50 U/mL。

2. 影像学检查

（1）腹部增强 MRI（图 8-3-1）：肝周形态不规则，可见波浪状改变，肝左叶及肝尾叶略增大。肝内见弥漫多发异常信号影，同前相仿，边界欠清，遍布全肝，T_1WI 低信号，T_2WI/FS 高信号，DWI 中高信号，增强扫描动脉期轻中度强化，静脉期及延迟期渐进性填充，肝特异对比期可见对比摄取，考虑肝硬化增生结节。

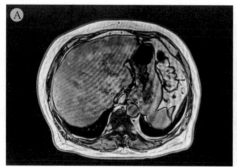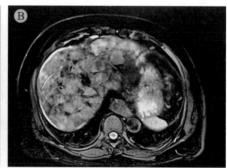

A. T_1WI 结节低信号；B. T_2WI 结节高信号。

图 8-3-1　MRI 提示肝内弥漫多发病灶

（2）上腹部增强 CT（图 8-3-2）：肝脏形态略失常，边缘可见波浪状改变。肝内弥漫多发结节，边界欠清，平扫呈稍高密度，增强扫描渐进性明显强化，延迟期密度较均匀，结节周围见条片状低密度影。

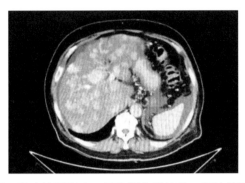

图 8-3-2　CT 显示肿瘤位于肝内，呈弥漫多发结节，肝边缘可见波浪状改变

【诊断与鉴别诊断】

本例患者检查发现肝占位，无肝炎病史及饮酒史，影像学检查提示渐进性填充信号病灶，经穿刺活检病理确诊为血管肉瘤。

鉴别诊断如下。

（1）肝细胞癌：患者常有肝炎病史，伴有甲胎蛋白增高，影像学检查提示快进快出。

（2）肝转移瘤：患者通常有原发肿瘤病史，伴有相应肿瘤标志物升高，常表现为多发病灶，影像学表现为"牛眼征"。

（3）肝血管瘤：为肝脏最常见的良性疾病之一，主要表现为影像学上周围渐进性结节样强化，通常定期复查大小变化不大，与本例患者较难鉴别，必要时应行穿刺活检明确诊断。

【治疗】

患者于 2021 年 9 月于我院行经皮肝动脉栓塞术。

患者行肝部介入治疗，同时穿刺组织送检病理（图 8-3-3）：肝组织部分间质内散在少量上皮样细胞，免疫组化结果提示血管源性肿瘤，部分肿瘤细胞异型性明显，考虑为血管肉瘤。免疫组化染色示 CD34（＋）、F8（＋）、ERG（＋）、Ki-67（约 10%）、CD31（－）、AE1/AE3（－）、CK（－）、Hepatocyte（－）、Vimentin（＋）。

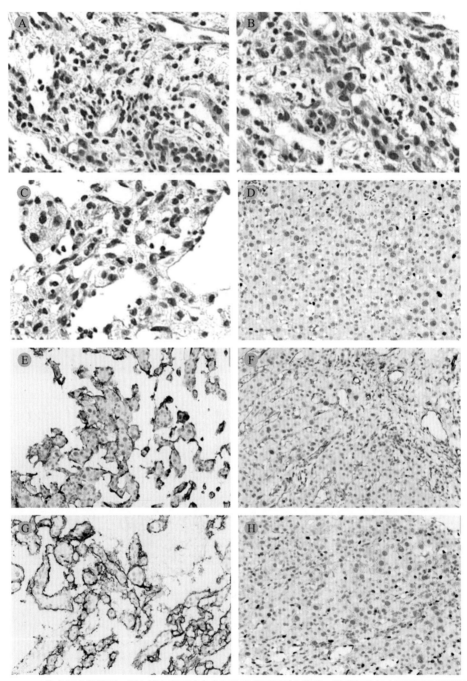

A～C.HE染色示中倍镜下，肝血管肉瘤可见内皮细胞形成不规则血管腔。肿瘤细胞具有不同程度异型性，
胞质略呈嗜酸性，核大，染色较深（放大倍数：200×）。D～H.免疫组化染色示 Ki-67（约10%），Ⅷ因
子相关抗原阳性，CD34（+），ERG（+），CD31（-）（D～G 放大倍数：200×；H 放大倍数：100×）。

图 8-3-3　肝血管肉瘤病理图像

【治疗结果、随访及转归】

2021年9月术后复查病理结果："肝血管肉瘤经皮肝动脉栓塞术后10天"，肝组织部分伴退变坏死及大量急慢性炎细胞浸润，局部肝窦扩张，内见短梭形细胞，伴异型及退变，考虑为肿瘤，治疗后改变。术后电话随访结果：出院时一般状态可，饮食睡眠可，二便正常。2022年12月患者失访，电话联系家属，无回复。

【专家述评】

本病例患者为老年男性，无肝病病史，AFP未见升高，经皮肝动脉栓塞术治疗后效果较好。肝血管肉瘤是一种恶性间叶源性肿瘤，发病率极低，仅占肝原发肿瘤的1.8%左右，多见于老年患者，男性发病率约是女性的3倍。有报道称肝血管肉瘤的发生与接触溴酸铵、氯乙烯、镭、类固醇激素、砷化合物等有关。肝血管肉瘤缺乏特异性症状，腹痛是最常见的症状，其次包括乏力、食欲下降等，疾病进一步发展可出现腹水、肝大、黄疸等。实验室检查也缺乏特异性指标。CT及MRI影像学表现特异性不强。肝血管肉瘤属于高血供肿瘤，在CT显像上与肝细胞癌有时不易区分，通常表现为早期动脉强化，随后在病灶内逐渐强化；MRI表现为弥散高强度，ADC值变化不定，高于其他肝脏恶性肿瘤的平均值，但低于良性囊肿和血管瘤的ADC值，肝动脉造影有助于进一步诊断。肝穿刺活检是诊断的重要手段，免疫组化CD31和CD34阳性、CK-pan和GPC-3阴性有助于诊断，但对于弥漫性病变，肝穿刺也存在一定诊断难度。目前对于肝血管肉瘤缺乏有效的治疗手段，尤其是肝内弥漫性病变。对于肝内单个结节病灶可以考虑进行手术切除，对于较弥漫的病变不建议进行手术切除，肝移植的效果也欠佳。有报道显示，22例肝血管肉瘤患者接受肝移植术后的中位生存期仅为6个月，其中17例因肿瘤复发死亡。5例因感染等并发症死亡。目前对于肝血管肉瘤缺乏有效的化疗方案，紫杉醇、吉西他滨、阿霉素、5-氟尿嘧啶、铂类、异环磷酰胺等的不同组合方案可以考虑作为内科治疗的选择，贝伐珠单抗及抗 VEGFR-TKI 药物（如舒尼替尼、培唑帕尼、索拉非尼）等分子靶向药物可能有效。肝血管肉瘤的个体化综合治疗是今后治疗的发展趋势，其有助于提高肝血管肉瘤疗效。

撰写：曹　琪　曹雨青

影像：姜　军

审校：宋　岩

第四节　肝血管平滑肌脂肪瘤及病例分享

一、概述

【定义】

肝血管平滑肌脂肪瘤（hepatic angiomyolipoma，HAML）是一种由脂肪组织、平滑肌（梭形或上皮样）、厚壁血管以不同比例混合构成的间叶性肿瘤，少部分病例有潜在复发及转移风险。部分病例仅含有梭形细胞及厚壁畸形血管，可缺乏脂肪组织。

【流行病学】

AML 主要见于成人，发病年龄广，女性较多见。肿瘤好发于肝、肾，可见于结肠、小肠、胰腺及胃，也可发生于肠系膜及腹膜，其他胃肠道部位罕见。肝血管平滑肌脂肪瘤好发于成人，平均发病年龄为 40 岁，女性略多于男性。

【病因】

血管平滑肌脂肪瘤（angiomyolipoma，AML）来源于血管周上皮样细胞，属于血管周上皮样细胞瘤（perivascular epithelioid cell tumor，PEComa），血管周上皮样细胞或上皮样肌细胞是不成熟的间叶细胞，具有多向分化潜能，表现为平滑肌和脂肪瘤双向分化及黑色素生成。关于 AML 的组织发生有两种推测，一是 AML 来自神经棘未分化细胞，可以双向表达平滑肌细胞及黑色素细胞的免疫表型；二是这些肿瘤细胞来自肌母细胞或平滑肌，但发生了变异，可以生成黑色素并表达黑色素细胞标志物。

【组织病理形态】

1. 大体病理学

肿瘤多单发，边界清楚，无包膜，平均直径＞ 5 cm，大者可达数十厘米。因肿瘤组成成分含量不同，大体表现常有差异。肿瘤以肌细胞为主时，切面多呈灰白色至灰褐色；以脂肪组织为主时，切面呈灰黄色，类似脂肪瘤；以血管为主时，切面呈灰红色至灰褐色。质地因肿瘤成分占比不同而不同，可从质硬至质软。直径较大者可见出血、坏死。多发肿瘤多见于肾脏，累及双肾的病例常与希佩尔－林道（Von Hippel-Lindau，VHL）综合征相关。

2. 组织病理学

肝血管平滑肌脂肪瘤是由排列紊乱的平滑肌、脂肪组织和厚壁血管以不同比例混合构成的经典三相型 AML，但也可以出现以其中某种成分为主的单纯型 AML，如脂肪性（脂肪组织比例＞ 70%）、上皮样（脂肪组织比例＜ 10%）、血管性、炎症性（在肿瘤间质内出现大量淋巴细胞、浆细胞和嗜酸性粒细胞浸润）等亚型。血管壁可见透明变性。平滑肌是唯一具有诊断意义的特异性成分，多由呈席纹状排列的上皮样细胞或成束的梭形细胞构成。上皮样肌细胞的形态最具多样性，可以表现为嗜酸细胞型、透明细胞型、梭形细胞型（图 8-4-1）。

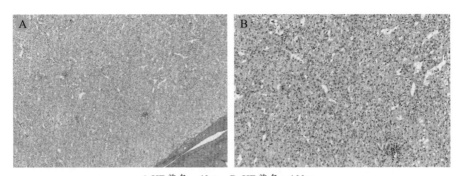

A.HE 染色：40×；B. HE 染色：100×。

图 8-4-1 肝血管平滑肌脂肪瘤病理表现

【免疫组化】

平滑肌细胞均表达 HMB-45 和其他黑色素标志物（如 Melan-A），部分表达 S-100、CD117、Desmin、MyoD1 及 Vimentin。CD31 和 CD34 染色可显示肿瘤组织内丰富的血管网轮廓（图 8-4-2）。

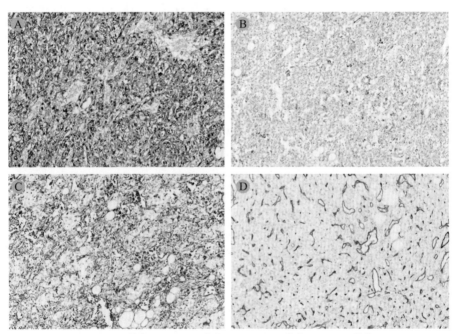

A. HMB-45 染色；B.MyoD1 染色；C.Vimentin 染色；D.CD34 染色。

图 8-4-2 肝血管平滑肌脂肪瘤免疫组化表现（放大倍数：200×）

【鉴别诊断】

上皮样 HAML 嗜酸细胞型需要与肝细胞癌相鉴别，透明细胞型需要与透明细胞型肝癌相鉴别。其他鉴别诊断包括肝转移性透明细胞癌、肝炎性假瘤等。

【治疗及预后】

AML 大多是良性肿瘤，可见边缘浸润及细胞多形性。上皮样 HAML 暂时被认为是良性 AML，有些文献称其或为恶性潜能未定的 AML。已有恶性 HAML 文献报道，恶性指征包括肿瘤直径＞ 6 cm、肿瘤性坏死、明显的核异型性、核分裂象活跃、高增殖指数及 p53 染色阳性，但目前尚缺乏一致的诊断标准。术后复发及转移是恶性 HAML 强有力的证据。恶性 HAML 罕见。

HAML 总体预后好，病变完整性切除可治愈，部分病例需要长期随访。

撰写：曹　琪　曹雨青

审校：曹大勇

二、病例分享

【临床资料】

患者，女性，45 岁。

主诉：体检发现肝占位 1 个月。

现病史：患者 1 个月前于外院体检 CT 示胆囊窝高密度影，与肝 S4、S5 分界不清，建议行上腹部 MRI 检查。无皮肤巩膜黄染、发热、腹痛、腹胀、腹泻、黑便等症状。为求进一步诊治以"肝占位性病变"收入我院。

既往史：乙肝病史 10 余年，未规律服药和定期复查；8 年前因胆囊息肉行腹腔镜胆囊切除术；否认高血压、心脏病、糖尿病病史。

个人史：无烟酒嗜好，无特殊饮食习惯，无不洁性生活史。

家族史：否认恶性肿瘤家族史。

月经史：14 岁初潮，7 天 /（23 ～ 28）天，末次月经 2018 年 10 月 7 日。

婚育史：26 岁结婚，孕 1，产 1，育有 1 子，家庭成员体健。

查体：腹部外形膨隆，无腹壁静脉曲张，腹软，无压痛及反跳痛，脾肋下未触及，移动性浊音阴性。

【检查】

1. 实验室检查

（1）血常规：WBC 4.36×10^9/L、Neut 2.71×10^9/L、Neut% 62.2%、RBC 4.59×10^{12}/L、Hb 145 g/L、PLT 235×10^9/L。

（2）血生化：ALT 12 U/L、AST 19 U/L、ALP 88 U/L、GGT 30 U/L、TBIL 5.6 U/L、DBIL 2.7 U/L、IBIL 2.90 U/L、ALB 47.8 g/L。

（3）肿瘤标志物：AFP 4.44 ng/mL（正常）、CEA 3.08 ng/mL、CA19-9 1.91 U/mL。

2. 影像学检查

2018 年 10 月腹部增强 MRI（图 8-4-3）：肝左右叶可见两肿物，大者位于肝右前叶，约 5.6 cm × 5.8 cm × 6.5 cm，T_1WI 呈等偏低信号，T_2WI 呈不均匀稍高信号，DWI 可见明显扩散受限，增强扫描动脉早期不均匀明显强化，静脉期及延迟期强化程度减低，部分低于肝实质，可见包膜样强化，门脉显示清晰。

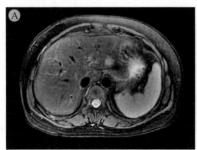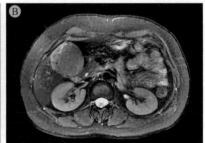

A. 箭头处为肝左外叶占位；B. 箭头处为肝右前叶占位。

图 8-4-3　MRI 提示肝左右叶可见两个病灶

【诊断与鉴别诊断】

患者为中年女性，起病时无特异性临床症状，有乙肝病史 10 余年，AFP 水平正常，影像学检查提示肝左右叶肿物，T_1 偏低信号，T_2 稍高信号，DWI 可见明显扩散受限，动脉早期不均匀明显强化，结合患者既往病史、临床表现、查体、影像学检查等结果，初步考虑肝癌的可能性大。

鉴别诊断如下。

（1）肝内胆管癌：是原发性肝癌的少见病理类型，好发年龄为 30～50 岁，临床症状无特异性，患者多无肝病背景，多数 AFP 不高，而 CEA 和 CA19-9 等肿瘤标志物可能升高。平扫 CT 表现常为大小不一的分叶状或类圆形低密度区，密度不均匀，边缘一般模糊或不清楚，且纤维成分较多，有延迟强化现象，呈快进慢出特点，周边有时可见肝内胆管不规则扩张；还可有局部肝叶萎缩，肝包膜呈内陷改变，有时肝肿瘤实质内有线状高密度影（"线状征"）。影像学检查确诊率不高。本例肿瘤标志物 AFP、CEA、CA19-9 水平均正常，而影像学检查无快进慢出的特点，故不考虑肝内胆管癌的诊断。

（2）肝血管瘤：常无肝病背景，女性多发，增强 CT 扫描可见自占位周边开始强化充填，呈快进慢出，MRI 可见典型的"灯泡征"。而本例的典型特征为 DWI 可见明显扩散受限，动脉早期不均匀明显强化，包膜样强化，强化时信号部分低于肝实质，故不考虑为肝血管瘤。

（3）肝肉瘤：常无肝病背景，影像学检查显示为血供丰富的均质实性占位。而本例的影像学强化方式为不均匀强化，所以可以排除肝肉瘤的诊断。

（4）肝局灶性结节性增生：发病人群多为青年女性，发病多与雌激素异常有关。病变由肝细胞、胆管、库普弗细胞、血管组成，无包膜。病灶中心有星状瘢痕及辐射状纤维分隔，瘢痕内有厚壁供血动脉。增强 CT 扫描动脉期快速显著增强，门静脉后期及延迟期扫描对比剂迅速退出，呈等密度。结合本病例为中年女性，DWI 可见明显扩散受限，动脉早期不均匀明显强化，可以排除肝局灶性结节性增生的诊断。

【治疗】

患者于 2018 年 10 月行肝 S5 段切除 + 肝门淋巴结清扫术。

术中所见：肝脏呈暗红色，肿瘤位于右肝 S5 段，呈外凸性生长，直径约 6 cm，质软，表面光滑。肝左叶肿瘤触诊不清，术中用超声定位，见肿瘤位于肝 S3 段，直径约 2 cm。胆囊已切除，胃、小肠、结肠均未见明显异常。

术后病理（图 8-4-4）：（左肝外叶）（肝 S5 段肿物）结合形态及免疫组化结果，符合肝 PEComa。肿瘤呈两灶，最大径分别为 1.7 cm 和 8 cm。基底切缘未见肿瘤，周围肝组织局灶可见脂肪变性，汇管区可见淋巴细胞浸润。淋巴结未见转移性肿瘤（0/4）：①冰，第 8 组淋巴结（0/1）；②肝门淋巴结（0/3）。

免疫组化：Vimentin（3+），AE1/AE3（−），CK18（−），HMB-45（3+），MyoD1（2+），SMA（3+），CD34（血管 +），Desmin（−），S-100（−），AFP（−），GPC-3（−），Hepatocyte（−），Ki-67（10%）。

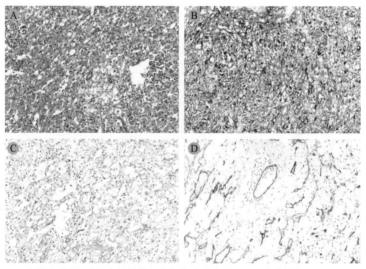

A. HE 染色，上皮样及透明细胞呈实性结构，大部分胞质嗜酸，可见血管结构；B. HMB-45 阳性表达；
C. SMA 阳性表达；D. CD34 血管阳性表达。

图 8-4-4　肝血管平滑肌脂肪瘤的病理图像（放大倍数：100×）

【治疗结果、随访及转归】

术后患者恢复良好，术后 2019 年、2020 年、2021 年三次腹部 MRI 结果提示未见明显复发，术后未行辅助治疗，复查肿瘤标志物正常（CA19-9 ＜ 0.6 U/mL，AFP 2.47 ng/mL，CEA 3.40 ng/mL，FER 42.82 ng/mL），后续规律复查，未见复发。

【专家述评】

AML 是一种少见的间叶来源的肿瘤，AML 作为 PEComa 中最常见的一个亚型，最多见于肾，其他部位多见于肝脏（5% ～ 15%），在肝脏占位性病变的比例约为 0.4%。

HAML 是一种罕见的肝脏间叶性肿瘤，好发于女性，男女比例为 1 ∶ 4.8 ～ 1 ∶ 3.0。发病原因目前争论较多，多认为与具有多向分化潜能的肝血管周上皮样细胞有关。

HAML 发病隐匿，多数患者无典型临床表现，待肿瘤增大后可出现上腹部隐痛、腹胀或腰背疼痛等症状。实验室检查缺乏特异性，同时由于 HAML 各组分组成比例的不同，导致术前影像学表现差异较大，术前确诊率低。当脂肪含量较高时，易于诊断，当缺乏脂肪成分时，与肝细胞癌、肝腺瘤等影像学表现有重叠，极易导致误诊。MRI 是研究 HAML 的重要影像学检查。目前有研究发现 HAML 在影像学上也有较典型表现：有早期引流的肝静脉，瘤内有脂肪成分，肿瘤多血管性，MRI 动脉期强化明显、门脉期仍中低度强化，DWI 表现为等信号。这些特征可以更好地帮助我们将其与肝细胞癌鉴别。本例患者为中年女性，有乙肝病史，无临床症状，术前 AFP、CEA、CA19-9 均正常。影像学表现：术前 MRI 示 T_1WI 呈等偏低信号，T_2WI 呈不均匀稍高信号，DWI 可见明显扩散受限，增强扫描动脉早期不均匀明显强化，静脉期及延迟期强化程度减低，部分低于肝实质，可见包膜样强化，影像学表现与肝细胞癌的相似，容易导致误诊。术后行影像学检查未见复发。

在诊断上，一项国际多中心研究显示，HAML 的术前确诊率为 28.2%，但术前对肝肿瘤行穿刺活检，HAML 的术前确诊率可达 84%，因此穿刺活检对 HAML 的术前确诊十分重要，术后病理检查及免疫组化染色是确诊 HAML 的金标准，在特异性免疫组化标志物方面，HMB-45 被认为是 HAML 的特征性表型。同时 Melan-A、CD34、SMA、S-100 对于 HAML 的诊断也具有重要意义。本例患者病理形态学上符合肝 PEComa，免疫组化结果显示 Vimentin（3+），AE1/AE3（−），CK18（−），HMB-45（3+），MyoD1（2+），SMA（3+），CD34（血管+），Desmin（−），S-100（−），AFP（−），GPC-3（−），Hepatocyte（−），Ki-67（10%），均支持 HAML 诊断。

在治疗方式和预后方面，HAML 常被定性为良性肿瘤，但已有研究表明其具有潜在的复发及转移风险，术后复发率为 2.4%，术后死亡率为 0.8%。对于 HAML 的最佳治疗方案仍存在争议，目前部分学者主张对于临床症状明显，肿瘤可能压迫肝内大血管及主干胆管，有破裂出血风险，肿瘤呈浸润性生长、高增殖活性、非典型上皮样结构的，以及难以明确诊断的 HAML，需尽早行手术治疗，其预后良好。对于 HAML 患者，不管选择何种治疗方案，由于其具有潜在的恶性可能，都应该进行严格且长期的随访。本例患者行右肝 S5 段切除＋肝门淋巴结清扫术，术后未做辅助治疗，一直长期随访。

撰写：王小雯

影像：姜　军

述评：曹大勇

第五节　其他原发罕见间叶源性肿瘤

一、肝胆管横纹肌肉瘤

【定义】

横纹肌肉瘤（rhabdomyosarcoma，RMS）是一种具有骨骼肌分化或其前体细胞特征由原始胚胎干细胞分化而来的恶性肿瘤，骨骼肌的分化程度不同是其重要的特征。横纹肌肉瘤分为以下不同亚型：胚胎性横纹肌肉瘤（embryonal rhabdomyosarcoma，ERMS）、腺泡状横纹肌肉瘤（alveolar rhabdomyosarcoma，ARMS）、梭形细胞/硬化性横纹肌肉瘤（spindle cell/sclerosing rhabdomyosarcoma，SSRMS）、多形性横纹肌肉瘤（pleomorphic rhabdomyosarcoma，PRMS）。

【流行病学】

胚胎性横纹肌肉瘤好发于头、颈及泌尿生殖系统等部位，常见于10岁以下儿童；腺泡状横纹肌肉瘤好发于躯干、四肢软组织；梭形细胞/硬化性横纹肌肉瘤好发部位因年龄而不同，成人及年长的儿童好发于头颈部位，幼儿好发于睾丸旁。

胚胎性横纹肌肉瘤临床表现为黄疸，肿瘤常侵及肝内或肝外胆管。会阴部的腺泡状横纹肌肉瘤可致便秘或肠梗阻。其他部位横纹肌肉瘤，典型临床表现为缓慢生长的无痛性肿块，依据肿瘤周围的情况，伴有或不伴有临床症状。

【组织病理形态】

1. 大体病理学

肝胚胎性横纹肌肉瘤常表现为凸向管腔内生长的"息肉"样/"水蛭"样和"葡萄"样/"葡萄串"样生长方式，质软，常呈透明样。

2. 组织病理学

肝横纹肌肉瘤常呈现为胚胎性横纹肌肉瘤形态，梭形和星形肿瘤细胞散在分布在疏松 / 黏液样间质中。肿瘤细胞多为幼稚横纹肌细胞，胞质稀少、核小、深染，横纹肌母细胞分化明显，但数量不等。典型的病理形态可表现为"生发层"，即胆管上皮下细胞密集带和深部细胞稀疏区相间。常见核分裂象，并可见多少不等的肿瘤性坏死。腺泡状横纹肌肉瘤的镜下表现主要是，呈巢状或片状分布的原始圆形细胞组成的高级别恶性肿瘤，位于纤维血管间质中，肿瘤细胞呈假腺泡状，明显失黏附性。几乎无法区分 ARMS 的实性区与 ERMS 的致密区。

【免疫组化】

RMS 常表达 Myogenin、MyoD1 和 SMA，Desmin 呈弥漫阳性（可突出显示胞质内横纹）。免疫组化显示，Myogenin 和 MyoD1 在 ERMS 中表达阳性。ARMS 中，Myogenin 和 MyoD1 表达阳性，同时可局灶表达角蛋白、CD99 和神经内分泌标志物。

【分子病理特征】

Pax3-FOXO1 和 Pax7-FOXO1 的染色体易位，是 ARMS 的病理学特征。SSRMS 常存在 *MYOD1* 突变，婴幼儿存在 *VGLL2* 和 *NCOA2* 重排。

【治疗及预后】

ERMS 的预后好于 ARMS。横纹肌肉瘤的治疗，以手术联合化疗和（或）放疗的多学科治疗为主，也有肝移植治疗的病例报道。

撰写：曹　琪　曹雨青

审校：曹大勇

二、肝钙化性巢状间质－上皮性肿瘤

【定义】

肝钙化性巢状间质－上皮性肿瘤（calcifying nested stromal-epithelial tumor of the liver，CNSET）是一种罕见的、非肝细胞和非胆道的低级别肝肿瘤，又被称为巢状间质－上皮肿瘤、骨化间质－上皮肿瘤、促纤维组织增生巢状梭形细胞瘤等。细胞性肌纤维母细胞间质和沙粒样钙化物包围的独特巢状结构是肝钙化性巢状间质－上皮性肿瘤的特征。

【流行病学】

肿瘤发病年龄范围在 2～34 岁，儿童、女性中更为常见。其临床表现非特异性，包括右上腹疼痛、右上腹肿块、腹胀、恶心和呕吐等症状。

【组织病理形态】

1. 大体病理学

CNSET 的大体表现为边界清楚、无包膜的分叶状肿块，伴有不同程度钙化。肿瘤大多数超过 10 cm，切面呈黄色或白色、均匀、颗粒状。

2. 组织病理学

CNSET 由卵圆形或不规则形的巢状结构组成，被显著的促纤维增生性间质包裹。小的、均匀的梭形细胞和大的、嗜酸性的上皮样细胞构成了巢状结构。巢内的梭形细胞呈短束状排列在巢外围，而上皮样细胞在巢中央更为明显。梭形细胞核呈椭圆形，染色质呈点状，而上皮样细胞核呈圆形，染色质呈细点状，核仁不明显。在巢中央偶尔可见囊性变性、黏液样改变和坏死。细胞巢周围的间质由梭形细胞组成，相对于巢内的梭形细胞，其呈长锥形，锥形核，核染色质淡而薄，核仁呈典型的小针状。大多数病例的核分裂象低于 1 个 /10 HPF，个别病例有丝分裂活性增加，核分裂象为（5～7）个 / 10 HPF。在大多数肿瘤中，可观察到沙粒样钙化灶，部分区域还存在骨化，且间质伴胆管增生。

【免疫组化】

AE1/AE3 和 Vimentin 阳性，WT1 阳性（通常为弱到中度的核染色，但有时细胞质弥漫性染色或核周点状染色）。β-catenin 细胞质和细胞核阳性。CD56、EMA、PR、S-100、NSE 和 CD117 罕见表达（灶状阳性）。Desmin、CgA、Syn、HepPar-1、AFP、HMB-45 和 CEA 均为阴性。间质中的梭形细胞 SMA 呈阳性。

【分子病理特征】

在几个病例中发现 *CTNNB1* 基因缺失。

【鉴别诊断】

最常见和最重要的鉴别诊断有：转移性 Wilms 瘤，双相型滑膜肉瘤，促纤维增生性小圆细胞肿瘤，肝细胞癌，混合型肝母细胞瘤，转移性胃肠道间质瘤等。

【治疗及预后】

许多 CNSET 患者可通过手术切除治愈，但也有患者出现复发，在接受了化疗后存活下来。

撰写：曹　琪　曹雨青
审校：曹大勇

三、肝未分化肉瘤

【定义】

肝未分化肉瘤（undifferentiated sarcoma of the liver，USL）也称肝胚胎样肉瘤、未分化胚胎性肉瘤，是由异质性的未分化间叶细胞构成的肝脏恶性肿瘤。

【流行病学】

肝未分化肉瘤罕见，主要发生在 5 ～ 15 岁的儿童中，无性别差异，在成年人中也有报道。患者的临床表现为腹胀、腹痛、发热等。

【病因】

USL 是散发的，与肝脏间叶性错构瘤（mesenchymal hamartoma，MH）存在可能的相关性，且具有相同的细胞遗传学变异 t（11；19）（q13；q13.4），MH 和 USL 可能是同一源性的肿瘤。未分化的胚胎肉瘤是 MH 的恶性表型。

【组织病理形态】

1. 大体病理学

肝未分化肉瘤通常表现为单一且边界清楚的实性或囊实性肿瘤，压缩肝实质形成的纤维状假包膜构成了清晰的边界。大多数病例发生于肝右叶。肿瘤直径通常超过 10 cm，质软，切面呈灰白色、凝胶样，还可见出血区和坏死区。

2. 组织病理学

在显微镜下，肝未分化肉瘤的肿瘤细胞呈梭形、星芒状，核仁不明显，细胞边界不清，松散地排列在黏液样间质中，并常见多形性巨细胞，巨细胞的胞质内或细胞外间质中发现 PAS 阳性的嗜酸性透明小球是诊断 USL 的重要特征。核分裂象易见。肿物周围可见受压迫的胆管。

【免疫组化】

USL 没有特异性的免疫表型，可不同地表达组织细胞、肌肉和上皮的标志物。大多数的病例呈现 Vimentin、Desmin、CD68、BCL-2、α-1-AT、CD10 阳性，GPC-3 在一些病例中也表达为阳性。HepPar-1、AFP、EMA、Myogenin、CD34、C-kit（CD117）、PE10、ALK-1 和 S-100 在多数病例中呈阴性。单个标志物在区分 USL 和其他肝脏肿瘤时往往是没有帮助的。所以，通常需要进行多种免疫组化染色来帮助诊断，阴性标志物对于排除鉴别诊断具有重要价值。

【治疗及预后】

由于肝未分化肉瘤的临床表现缺乏特异性，影像学表现与肝脏囊性病变相似，容易导致误诊。USL 具有侵袭性，可发生肝外转移，转移至肺和腹膜等器官组织中。肿瘤自发性破裂也会危及生命，所以早期诊断非常重要。此外，USL 复发率高。手术切除和化疗结合是 USL 的最佳治疗方案。

撰写：曹　琪　曹雨青

审校：曹大勇

四、肝恶性黑色素瘤

【定义】

肝恶性黑色素瘤是一种相对罕见的恶性肿瘤，由黑色素细胞发展而来，高度侵袭性是其典型的生物学行为。

【病因】

恶性黑色素瘤通常起源于皮肤、视网膜和肛门直肠的上皮组织，有时也起源于罕见的原发部位，如胃肠道、生殖道、副鼻腔和腮腺。恶性黑色素瘤复发转移风险高，预后较差。腹部黑色素瘤向肝脏转移扩散很常见，但原发性肝黑色素瘤极少见。肝脏中没有黑色素细胞，原发性肝恶性黑色素瘤的起源尚不清楚，这些肿瘤可能起源于已发生恶变的异位黑色素细胞。

【组织病理形态】

临床表现、影像学表现和病理学表现是原发性肝恶性黑色素瘤的主要诊断依据。由于原发性肝黑色素瘤的非特异性特征，很难通过临床表现和影像学技术与肝细胞癌、胆管癌、转移性肝癌、肝血管瘤等肿瘤鉴别。组织学和免疫组化染色是原发性肝黑色素瘤诊断的金标准。

组织学上，多形性肿瘤细胞呈巢状分布，核质比增加，核仁突出，核分裂象多见。在一些肿瘤细胞中含有黑色素沉积。

【免疫组化】

免疫组化显示，肿瘤细胞 Vimentin、Melan-A、HMB-45 和 S-100 蛋白呈阳性，AFP、CK7、CK19、CK18、CEA、CD34、CD117、NSE、LCA、CgA、HCG、EMA、Desmin、CD45、CD20、CD79a 呈阴性。电镜显示细胞质中偶有黑色素小体。

【病理鉴别诊断】

原发性肝恶性黑色素瘤需要与转移性肝恶性黑色素瘤相鉴别，原发性和转移性肿瘤在组织形态学上表现相似，其最主要的鉴别点在于除肝脏外其他器官、组织有无恶性黑色素瘤的病灶和病史，排除了其他部位的病变后，才能诊断为原发性肝恶性黑色素瘤。此外，原发性肝恶性黑色素瘤还需要与低分化肝细胞癌、低分化胆管癌、肝母细胞瘤等相鉴别，它们可有恶性黑色素瘤的组织形态学特征，可通过免疫组化排除。

【治疗及预后】

目前可用于原发性肝恶性黑色素瘤的治疗方式包括手术、放疗、化疗和免疫治疗。对于孤立性肝原发黑色素瘤手术切除是最佳治疗选择，但其预后较差。

撰写：曹　琪　曹雨青

审校：曹大勇

五、肝上皮样炎性肌纤维母细胞肉瘤

【定义】

上皮样炎性肌纤维母细胞肉瘤（epithelioid inflammatory myofibroblastic

sarcoma，EIMS）是炎性肌纤维母细胞肿瘤（inflammatory myofibroblastic tumor，IMT）变异亚型，由肌纤维母细胞和成纤维梭形细胞组成，在黏液至胶原间质中含有丰富的淋巴细胞和浆细胞的炎性浸润。

IMT 的发生部位常见于腹部软组织，包括肠系膜、网膜、腹膜后和骨盆，其次是肺、纵隔、头颈部、胃肠道和泌尿生殖道（包括膀胱和子宫）。在躯体软组织、胰腺、肝脏和中枢神经系统中罕见。

【流行病学】

EIMS 具有高度侵袭性，主要发生在腹腔内。EIMS 患者的中位年龄和平均年龄分别为 34 岁和 30.7 岁（范围为 7 个月至 63 岁）。男性与女性的比例为 5.3 ： 1。

【组织病理形态】

1. 大体病理学

EIMS 肿瘤最大直径为 5 ～ 26 cm，切面呈灰白色至粉褐色，部分区域呈黏液样外观。

2. 组织病理学

肿瘤细胞松散排列分布于广泛的黏液样间质中，呈圆形或上皮样，泡状核，核仁突出，胞质呈中性至嗜酸性。炎症浸润是 EIMS 的显著特征，由淋巴细胞、浆细胞和中性粒细胞组成。所有肿瘤几乎都含有少量梭形细胞成分。

【免疫组化】

在免疫组化染色上，ALK 核膜染色是 EIMS 的显著特征。个别病例显示 ALK 核周或细胞质染色。Vimentin 在所有病例中均弥漫性强表达。此外，CD30、α-SMA、MSA、CK 和 Desmin 在多数病例表达呈阳性，而 S-100、Myogenin、CD117、EMA 的表达呈阴性。Ki-67 指数为 15% ～ 50%（平均为 30%）。

【分子病理特征】

在分子遗传学上，50%～70% 的 IMT 异常表达 ALK 蛋白，是由位于染色体 2p23 的 *ALK* 基因克隆重排触发的。由于染色体重排，在 IMT 中随后发现了多种 *ALK* 伴侣基因，包括 *TPM3*（1p23）、*TPM4*（19p13）、*CLTC*（17q23）、*CARS*（11p15）、*ATIC*（2q35）、*SEC31L1*（4q21）、*PPFIBP1*（12p11）和 *RANBP2*（2q13）。ALK 抗体检测到不同融合基因的 ALK 染色模式不同。与 *TPM3*、*TPM4*、*CARS*、*ATIC* 和 *SEC31L1* 融合的 IMT 常表现为 ALK 弥漫性细胞质染色，而与 *CLTC* 融合的 IMT 则表现为颗粒状细胞质染色。EIMS 含有 t（2；2）（2q12；2p23）产生的特异性 *RANBP2-ALK* 融合基因，*RANBP2* 的融合伙伴编码一个核孔蛋白。这与 EIMS 的核膜或核周染色模式有关。嵌合 *RANPB2-ALK* 基因可在体外促进细胞生长和增殖，这一效应与细胞因子无关。此外，几乎所有报道的含有 *RANBP2-ALK* 融合基因的病例都表现出侵袭行为。因此，*RANPB2-ALK* 融合基因可能是 EIMS 快速生长和复发的潜在分子机制。

【治疗及预后】

手术切除是 EIMS 主要的治疗方法，术后可辅助化疗或放疗。近年来，*ALK* 抑制剂被应用于 EIMS 的治疗，取得了一定的疗效。

撰写：曹 琪 曹雨青

审校：曹大勇

参考文献

[1] HUANG S C，LI C F，KAO Y C，et al. The clinicopathological significance of NAB2-STAT6 gene fusions in 52 cases of intrathoracic solitary fibrous tumors. Cancer Med，2016，5（2）：159-168.

[2] TERANISHI Y，HONGOU H，MIYAWAKI S，et al. Solitary fibrous tumor/

hemangiopericytoma. No Shinkei Geka，2022，50（1）：141-149.

[3]　SHINDE R S，GUPTA A，GOEL M，et al. Solitary fibrous tumor of the liver - an unusual entity：a case report and review of literature. Ann Hepatobiliary Pancreat Surg，2018，22（2）：156-158.

[4]　CHEN N，SLATER K. Solitary fibrous tumour of the liver-report on metastasis and local recurrence of a malignant case and review of literature. World J Surg Oncol，2017，15（1）：27.

[5]　MAKINO Y，MIYAZAKI M，SHIGEKAWA M，et al. Solitary fibrous tumor of the liver from development to resection. Intern Med，2015，54（7）：765-770.

[6]　HAN G，ZHANG Z，SHEN X，et al. Doege-Potter syndrome：a review of the literature including a new case report. Medicine（Baltimore），2017，96（27）：e7417.

[7]　NAGTEGAAL I D，ODZE R D，KLIMSTRA D，et al. The 2019 WHO classification of tumours of the digestive system. Histopathology，2020，76（2）：182-188.

[8]　陈易华，王超，蒋锐，等 . 5 例肝上皮样血管内皮细胞瘤的病理学特点分析 . 临床肝胆病杂志，2018，34（11）：2356-2359.

[9]　YANG J W，LI Y，XIE K，et al. Spontaneous rupture of hepatic epithelioid hemangioendothelioma：a case report. World J Gastroenterol，2017，23（1）：185-190.

[10]　ATHANASOPOULOS P G，HADJITTOFI C，LUONG T V，et al. Synchronous hepatic epithelioid hemangioendothelioma and hepatocellular carcinoma：first case report in the literature and challenges. Medicine（Baltimore），2015，94（34）：e1377.

[11]　BOUKHRIS I，AZZABI S，KÉCHAOU I，et al. Hypercalcemia related to PTH-rP revealing malignant hepatic epithelioid heman-gioendothelioma. Ann Biol Clin（Paris），2016，74（1）：98 -102.

[12]　STUDER L L，SELBY D M. Hepatic epithelioid hemangioendothelioma. Arch Pathol Lab Med，2018，142（2）：263-267.

[13]　KUO F Y，HUANG H Y，CHEN C L，et al. TFE3-rearranged hepatic epithelioid hemangioendothelioma-a case report with immunohistochemical and molecular study. APMIS，2017，125（9）：849-853.

[14]　SANDUZZI-ZAMPARELLI M，RIMOLA J，MONTIRONI C，et al. Hepatic epithelioid hemangioendothelioma：an international multicenter study. Dig Liver Dis，2020，52（9）：1041-1046.

[15] MERRIAM P，NATHENSON M J. Liver transplantation for hepatic epithelioid hemangioendothelioma. Cancer，2021，127（20）：3714-3716.

[16] FUKUHARA S，TAHARA H，HIRATA Y，et al. Hepatic epithelioid hemangioendothelioma successfully treated with living donor liver transplantation：a case report and literature review. Clin Case Rep，2019，8（1）：108-115.

[17] 黄婷，潘敏强，黄品同 . 肝上皮样血管内皮细胞瘤超声造影表现 . 实用肿瘤杂志，2021，36（3）：272-276.

[18] ROSENBERG A，AGULNIK M. Epithelioid hemangioendothelioma：update on diagnosis and treatment. Curr Treat Options Oncol，2018，19（4）：19.

[19] LAI Q，FEYS E，KARAM V，et al. Hepatic epithelioid hemangioendothelioma and adult liver transplantation：proposal for a prognostic score based on the analysis of the ELTR-ELITA registry. Transplantation，2017，101（3）：555-564.

[20] 宁周雨，陈其文，朱晓燕，等 . 肝脏上皮样血管内皮瘤的影像特点及临床诊治体会 . 中国癌症杂志，2016，26（12）：1004-1011.

[21] LEE J H，JEONG W K，KIM Y K，et al. Magnetic resonance findings of hepatic epithelioid hemangioendothelioma：emphasis on hepatobiliary phase using Gd-EOB-DTPA. Abdom Radiol（NY），2017，42（9）：2261-2271.

[22] KOU K，CHEN Y G，ZHOU J P，et al. Hepatic epithelioid hemangioendothelioma：update on diagnosis and therapy. World J Clin Cases，2020，8（18）：3978-3987.

[23] YASIR S，TORBENSON M S. Angiosarcoma of the Liver：clinicopathologic features and morphologic patterns. Am J Surg Pathol，2019，43（5）：581-590.

[24] HAHN E，DICKSON B C，GUPTA A A，et al. Case of epithelioid hemangioendothelioma occurring in the postradiation setting for breast cancer. Genes Chromosomes Cancer，2021，60（2）：112-115.

[25] FUJII F，KIMURA T，TANAKA N，et al. Hepatic angiosarcoma with kasabach-merritt phenomenon：a case report and review of the literature. Ann Hepatol，2018，17（4）：655-660.

[26] TRAN MINH M，MAZZOLA A，PERDIGAO F，et al. Primary hepatic angiosarcoma and liver transplantation：radiological，surgical，histological findings and clinical outcome. Clin Res Hepatol Gastroenterol，2018，42（1）：17-23.

[27] CALAME P，TYRODE G，WEIL VERHOEVEN D，et al. Clinical characteristics and

outcomes of patients with hepatic angiomyolipoma: a literature review. World J Gastroenterol, 2021, 27 (19): 2299-2311.

[28] HUANG Y M, WEI P L, CHEN R J. Epithelioid Angiomyolipoma of the Liver. J Gastrointest Surg, 2018, 22 (1): 175-176.

[29] DAMASKOS C, GARMPIS N, GARMPI A, et al. Angiomyolipoma of the Liver: a rare benign tumor treated with a laparoscopic approach for the first time. In Vivo, 2017, 31 (6): 1169-1173.

[30] ZHOU H, GUO M, GONG Y. Challenge of FNA diagnosis of angiomyolipoma: a study of 33 cases. Cancer Cytopathol, 2017, 125 (4): 257-266.

[31] MAO J X, TENG F, LIU C, et al. Two case reports and literature review for hepatic epithelioid angiomyolipoma: pitfall of misdiagnosis. World J Clin Cases, 2019, 7 (8): 972-983.

[32] JUNG D H, HWANG S, HONG S M, et al. Clinico-pathological correlation of hepatic angiomyolipoma: a series of 23 resection cases. ANZ J Surg, 2018, 88 (1-2): E60-E65.

[33] KLOMPENHOUWER A J, VERVER D, JANKI S, et al. Management of hepatic angiomyolipoma: a systematic review. Liver Int, 2017, 37 (9): 1272-1280.

[34] YOSHIOKA M, WATANABE G, UCHINAMI H, et al. Hepatic angiomyolipoma: differential diagnosis from other liver tumors in a special reference to vascular imaging - importance of early drainage vein. Surg Case Rep, 2015, 1 (1): 11.

[35] LEE S J, KIM S Y, KIM K W, et al. Hepatic angiomyolipoma versus hepatocellular carcinoma in the noncirrhotic liver on gadoxetic acid-enhanced MRI: a diagnostic challenge. AJR Am J Roentgenol, 2016, 207 (3): 562-570.

[36] KURAMOTO K, BEPPU T, NAMIMOTO T, et al. Hepatic angiomyolipoma with special attention to radiologic imaging. Surg Case Rep, 2015, 1 (1): 38.

[37] KLOMPENHOUWER A J, DWARKASING R S, DOUKAS M, et al. Hepatic angiomyolipoma: an international multicenter analysis on diagnosis, management and outcome. HPB (Oxford), 2020, 22 (4): 622-629.

[38] JIMBO N, NISHIGAMI T, NOGUCHI M, et al. Hepatic angiomyolipomas may overexpress TFE3, but have no relevant genetic alterations. Hum Pathol, 2017, 61: 41-48.

[39] Akbar S M, Tudu H C, Mohanty S K, et al. Case of botryoid rhabdomyosarcoma mimicking

biliary hydatid disease. J Indian Assoc Pediatr Surg，2022，27（3）：348-350.

[40] DASGUPTA R，FUCHS J，RODEBERG D. Rhabdomyosarcoma. Semin Pediatr Surg，
2016，25（5）：276-283.

[41] NAMGOONG J M，HWANG S，PARK G C，et al. Pediatric living donor liver
transplantation for biliary embryonal rhabdomyosarcoma：a case report of a case showing
disease-free survival over 2 years. Korean J Transplant，2022，36（2）：148-153.

[42] BENEDICT M，ZHANG X. Calcifying nested stromal-epithelial tumor of the liver：an update
and literature review. Arch Pathol Lab Med，2019，143（2）：264-268.

[43] ARENDS M J，FUKAYAMA M，KKIMSTRA D S，et al. WHO Classification of tumours of
the digestive system. 5th ed. Lyon：IARC Press，2019.

[44] ZIOGAS I A，ZAMORA I J，LOVVORN LII H N，et al. Undifferentiated embryonal
sarcoma of the liver in children versus adults：a national cancer database analysis. Cancers
（Basel），2021，13（12）：2918.

[45] PANDIT N，JAISWAL L S，SHRESTHA V，et al. Undifferentiated embryonal sarcoma
of liver in an adult with spontaneous rupture and tumour thrombus in the right atrium. ANZ J
Surg，2019，89（9）：E396-E397.

[46] BAHADOR A，FOROOGHI M，SHAHRIARIRAD R，et al. A large undifferentiated
sarcoma of the liver in a 13-year-old girl treated with anatomical resection：a case report and
review of the literature. BMC Gastroenterol，2022，22（1）：2.

[47] NOSAKA T，HIRAMATSU K，NEMOTO T，et al. Ruptured hepatic metastases of
cutaneous melanoma during treatment with vemurafenib：an autopsy case report. BMC Clin
Pathol，2015，15：15.

[48] MEYER T，KOCH A，EBERT E V，et al. Effect of melanoma cells on proliferation and
migration of activated hepatic stellate cells in vitro. Pathol Res Pract，2017，213（4）：400-404.

[49] WHO Classification of Tumours Editorial Board. WHO classification of tumours of soft tissue
and bone. 5th ed. Lyon：IARC Press，2020.

[50] YU L，LIU J，LAO I W，et al. Epithelioid inflammatory myofibroblastic sarcoma：a
clinicopathological，immunohistochemical and molecular cytogenetic analysis of five
additional cases and review of the literature. Diagn Pathol，2016，11（1）：67.

第九章

肝罕见淋巴造血系统肿瘤：EBV+炎性滤泡树突状细胞肉瘤

第一节　概述

【定义】

EB 病毒（Epstein-Barr virus，EBV）阳性的炎性滤泡树突状细胞肉瘤（follicular dendritic cell sarcoma，FDCS）是一种与 EBV 感染相关的滤泡树突状细胞肿瘤，主要形态学特征为梭形 FDC 细胞混杂在丰富的淋巴浆细胞背景中。过去又称炎性假瘤样滤泡树突状细胞肉瘤（inflammatory pseudotumor-like follicular dendritic cell sarcoma，IPT-like FDCS）。

【流行病学】

目前报道的病例以亚洲人居多，其好发于青年及中年人，平均年龄约 55 岁，女性略多 [女∶男 =（1.5 ～ 2.2）∶ 1]。肿瘤主要发生于肝和脾，但也可累及肠道。罕见部位如肺、胰腺等也有报道。

【病因】

鉴于该肿瘤与 EBV 关系密切，研究认为，其可能来源于 EBV 感染的间充质细胞，并向滤泡树突状细胞或成纤维细胞分化。

【组织病理形态】

组织学上，肿瘤细胞散在分布或呈模糊的束状结构，伴大量炎细胞浸润，可有出血和坏死。肿瘤细胞呈梭形，胞质淡染，边界模糊，核圆形或卵圆形，泡状核，核仁明显。部分肿瘤细胞可出现非典型性，表现为核增大、深染，核膜不规则，偶尔可类似霍奇金细胞或 Reed-Sternberg 细胞。背景的炎细胞以淋巴细胞和浆细胞为主，但也可以出现人量嗜酸性粒细胞或组织细胞，有时伴有明显的肉芽肿形成。

【免疫组化】

肿瘤细胞常弥漫或局灶表达 FDC 标志物，如 CD21、CD23、CD35 和 D2-40 等，但罕见情况下，肿瘤细胞也可能 FDC 标志物阴性，而表达 Actin，提示成纤维细胞 / 肌样分化。同时，肿瘤细胞 EBER 原位杂交呈核阳性，这也是确诊该肿瘤的重要依据。而 EBV LMP1 阳性率约为 74%。

【分子病理特征】

目前尚未发现与诊断、治疗相关的分子特征。

【鉴别诊断】

需要鉴别的疾病包括淋巴上皮瘤样癌、炎性肌纤维母细胞瘤、炎性血管平滑肌脂肪瘤、MALT 淋巴瘤、IgG4 相关性疾病等，结合患者的临床病史，联合使用一组免疫组化标志往往能明确诊断。

【临床表现及实验室检查】

临床表现及实验室检查均无特征性。患者一般无症状或表现为腹部不适，可伴有乏力、消瘦及低热，实验室检查可有贫血、炎症指标升高等。

【影像学特征】

目前报道的肝脏 EBV+ 炎性滤泡树突状细胞肉瘤 CT 常表现为低密度肿块，边界较为清晰，肿瘤中央往往无强化，而肿瘤周边则可见轻度强化。

【治疗及预后】

EBV+ 炎性滤泡树突状细胞肉瘤是一种低度恶性的肿瘤，预后较好。目前尚缺乏标准的治疗方案，对于病变局限的患者，目前多采用手术治疗，但仍有约 10% 的患者复发，故有必要对术后患者进行随访，是否需要术后辅助放疗或化疗还有待进一步研究。此外，值得注意的是，有一例患者出现肝十二指肠韧带淋巴结的受累，这提示其具有淋巴结转移的风险，手术时有必要进行区域淋巴结清扫。

撰写：饶　薇

审校：杨正强

第二节　实例：EBV+ 炎性滤泡树突状细胞肉瘤

【临床资料】

患者，女性，53 岁。

主诉：体检发现肝占位病变 8 天。

现病史：患者 2020 年 12 月于当地医院体检，行全腹增强 CT 示肝右叶肿物（9.4 cm×5.3 cm），肝内多发小囊肿。患者无不适症状，近 1 个月体重无明显变化，为求下一步诊疗方案，就诊于我院。

既往史：12 年前因子宫肌瘤行子宫切除术。2 年前外院行腹腔镜下脾切除术，外院术后病理：脾结核，抗结核治疗 1 年。有维生素 K_1、双环醇过敏史。否认肝炎病史。

查体：体形正常，神志清晰；体温 36.2 ℃，脉搏 76 次 / 分，呼吸 17 次 / 分，血压 112/68 mmHg；全身皮肤黏膜未见黄染、浅表淋巴结未触及明显肿大；双侧瞳孔等大等圆，对光反射灵敏；双肺未闻及干湿啰音及胸膜摩擦音，心律齐，各瓣膜听诊区未闻及病理性杂音；腹软，全腹无压痛、反跳痛，肝脾肋下、剑突下未触及，Murphy 征阴性；生理反射存在，病理反射未引出。

【检查】

1. 实验室检查

凝血功能、血生化、肿瘤标志物（AFP、CEA、CA19-9）均正常，结核分枝杆菌抗体阴性。

2. 影像学检查

（1）2020 年 12 月胸腹盆增强 CT（图 9-2-1）：肝内见团块状混杂稍低密度区，边界不清，较大层面大小约为 9.8 cm×7.8 cm，慢性肉芽肿性病变？肝门区及腹膜后多发肿大淋巴结，大者约为 2.3 cm×2.1 cm。

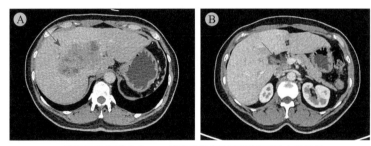

A. 箭头处为肝脏占位；B. 箭头处为肝门及腹膜后肿大淋巴结。

图 9-2-1 腹部增强 CT 提示肝占位，肝门区及腹膜后多发肿大淋巴结

（2）2021 年 1 月上腹部增强 MRI（图 9-2-2）：肝内见团块状异常信号肿物影，边界不清，较大层面大小约为 9.8 cm×5.6 cm，肿块与肝中、右静脉及门脉左支关系密切，肝门区及腹膜后多发肿大淋巴结，大者约为 3.0 cm×1.1 cm，建议随访。

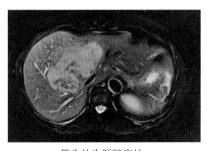

箭头处为肝脏病灶。

图 9-2-2 腹部增强 MRI 示肝脏肿物

（3）2021 年 1 月 PET-CT（图 9-2-3）：肝内见团块状低密度影，边界模糊，放射性摄取增高，约 9.3 cm×5.4 cm。肝门区、门腔静脉间隙、腹膜后见多发淋巴结，大者约 2.1 cm×1.3 cm（肝门区），见放射性摄取增高，考虑转移。

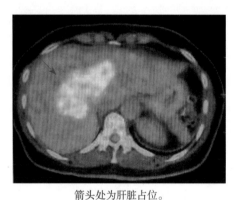

箭头处为肝脏占位。

图 9-2-3　PET-CT 提示肝脏高代谢肿物

3. 病理检查

（1）2021 年 1 月超声引导下肝肿物穿刺活检：病理提示肿瘤组织，细胞丰富有异型，主要呈圆形及短梭形，间质伴有较多淋巴细胞浸润，结合免疫组化及原位杂交结果符合炎性假瘤样滤泡树突状细胞肉瘤。

（2）2021 年 1 月我院病理会诊：患者 2 年前外院脾切除术后标本符合炎性假瘤样滤泡树突状细胞肉瘤。PD-L1 免疫组化检测示肿瘤细胞阳性比例分数＞ 90%；综合阳性分数 =100。

【诊断】

肝脏炎性假瘤样滤泡树突状细胞肉瘤；脾炎性假瘤样滤泡树突状细胞肉瘤切除术后；子宫切除术后。

【治疗】

2021 年 1 月 MDT：目前肝脏转移性炎性假瘤样滤泡树突状细胞肉瘤无标准治疗方案，如果病变仅限于肝脏，手术切除是首选治疗方案，且辅助治疗无证据，患者 PD-L1 强阳性，肿块与肝中、右静脉及门脉左支关系密切，且考虑患者有脾炎性假瘤样滤泡树突状细胞肉瘤切除史，为降低手术风险，减轻体内肿瘤负荷，降低术后复发风险，MDT 建议先行化疗 + 免疫治疗新辅助治疗后手术切除。

患者于 2021 年 1 月至 6 月行 XELOX 联合替雷利珠单抗治疗 6 个周期，具体为奥沙利铂 200 mg ivgtt d1，卡培他滨 1.5 g bid po d1 ～ 14，替雷利珠单抗 200 mg ivgtt d1，每 21 天为 1 个周期。2021 年 7 月行影像学评估（评估标准：RECIST 1.1）：疾病稳定。

2021 年 7 月 MDT：建议手术切除。入院后积极完善相关检查，凝血功能、血生化、肝脏肿瘤标志物正常，完善手术规划，于 2021 年 9 月行全麻下肝中叶切除术，术后病理（图 9-2-4）：肝组织内见增生的梭形或卵圆形细胞，伴淋巴细胞及浆细胞浸润，结合免疫组化结果，符合 EBV+ 炎性滤泡树突状细胞肉瘤（炎性假瘤样型），肿瘤细胞轻度退变，伴大片坏死，符合轻度治疗反应，肿瘤未累及肝被膜，基底切缘未见肿瘤。

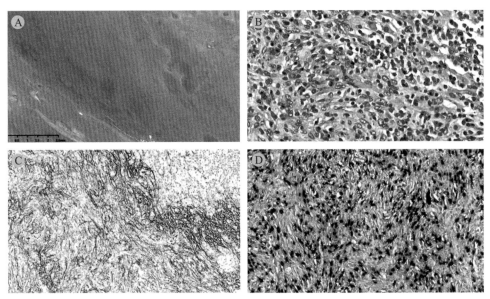

A. 低倍镜显示肿瘤边界清楚，可见灶状坏死；B. 高倍镜显示肿瘤细胞核呈卵圆形，空泡状，背景可见大量炎细胞；C. CD21 免疫组化染色阳性；D. EBER 原位杂交阳性。

图 9-2-4　EBV+ 炎性滤泡状树突细胞肉瘤病理图像（放大倍数：A 为 40×，B ～ D 为 100×）

【随访及转归】

2021 年 10 月复查，凝血功能、血生化、肝脏肿瘤标志物均正常，EB 病毒定量（EBV-DNA）< 400 copies/mL，CT 和 MRI 检查未见明显转移复发迹象。2022 年 12 月电话随访，患者一般生活状态好，体力状态好，术后未行治疗，定期复查，2022 年 11 月于当地医院复查化验血常规、肝功能均正常。影像提示肝内有一 1 cm 结节，考虑为转移，建议穿刺消融治疗。

【专家述评】

EBV+ 炎性 FDCS 是间叶来源的恶性肿瘤，过去，我们将其认为是 FDCS 的一种亚型，又称之为炎性假瘤样 FDCS。但鉴于其独特的临床病理特征，世界卫生组织发布的《造血与淋巴组织肿瘤分类（第 5 版）》将 EBV+ 炎性 FDCS 作为独立的病理类型进行分类。EBV+ 炎性 FDCS 好发于肝、脾，但由于其发生率低，临床对该病的认识不足，所以容易出现误诊。此外，其不仅在增强 CT 与磁共振的影像上没有特征表现，外周血的肿瘤标志物上也没有特异指标。然而，作为恶性肿瘤，PET-CT 上往往能显示 SUV 值升高，表现为阳性摄取，这有助于术前诊断。而手术后切除的肿瘤标本，由于其常伴有炎症细胞和坏死，容易被误诊为炎性假瘤或者结核等良性病变。其病理诊断主要依赖 FDC 免疫组化标志物和 EBER 原位杂交阳性。

本例患者也经历过脾肿瘤切除后，被误诊为结核，并接受抗结核治疗。而在肝脏再次出现肿瘤，并且伴有后腹膜淋巴结肿大的情况下，PET-CT 提示了肝脏恶性肿瘤伴淋巴结转移的诊断。通过超声引导肝脏穿刺活检获取的病理，检测到肿瘤组织内可见圆形及短梭形的异型细胞，间质伴有较多淋巴细胞浸润，结合免疫组化 FDC 相关标志物阳性及原位杂交 EBER 阳性，确诊为炎性假瘤样 FDCS。进而复核 2 年前切除的脾肿瘤组织，也符合炎性假瘤样 FDCS 的诊断，自此，患者获得了比较完整的诊断线索，为后续的治疗明确了方向。

虽然，EBV+ 炎性 FDCS 发生率低，但是，只要提高对该病的认识，在获取的病理组织中，进行特异性检测，FDC 标志物和肿瘤细胞内 EBER 原位杂交阳性，就能帮助诊断。目前还不能确定 EB 病毒感染是该病诱因，因为 EB 病毒编码的小 RNA（EB 阳性）出现在肿瘤细胞内与外周血清内 EBV-DNA 是否阳性无关。

本例中的治疗也颇能体现 MDT 讨论的必要性和重要性。对于已经发生脾 EBV+ 炎性 FDCS 切除 2 年后，肝脏复发或转移，伴有肝门区淋巴结肿大的病例，在内科治疗一段时间，病情稳定的情况下，果断进行了手术切除。这符合这一肿瘤的低级别特点——通常生长缓慢，手术切除是主要的治疗方法，而化疗和放疗都没有统一的治疗方案。文献报道大多为个案，所用的化疗方案也不尽相同。但是，手术的时间与其他类型的肝转移瘤类似，在肿瘤相对稳定的状态下切除，容易获得好的结果。

总之，EBV+ 炎性 FDCS 是比较罕见、容易被误诊和延误诊断的疾病。本章内容从概述到典型病例分享，完整地呈现了 EBV+ 炎性 FDCS 的临床病理诊断及治疗的全过程。这对读者提高对该病的认识大有帮助。

撰写：罗治文　饶　薇

影像：姜　军

述评：杨正强

参考文献

[1] ZHANG B X，CHEN Z H，LIU Y，et al. Inflammatory pseudotumor-like follicular dendritic cell sarcoma：a brief report of two cases. World J Gastrointest Oncol，2019，11（12）：1231-1239.

[2] KAUR R，MEHTA J，BORGES A. Extranodal follicular dendritic cell sarcoma-a review："what the mind does not know the eye does not see". Adv Anat Pathol，2021，28（1）：21-29.

[3] KE X, HE H, ZHANG Q, et al. Epstein-Barr virus-positive inflammatory follicular dendritic cell sarcoma presenting as a solitary colonic mass: two rare cases and a literature review. Histopathology, 2020, 77（5）: 832-840.

[4] CHEN Y R, LEE C L, LEE Y C, et al. Inflammatory pseudotumour-like follicular dendritic cell tumour of the colon with plasmacytosis mimicking EBV-positive lymphoproliferative disorder. Pathology, 2020, 52（4）: 484-488.

[5] CHEN Y, SHI H, LI H, et al. Clinicopathological features of inflammatory pseudotumour-like follicular dendritic cell tumour of the abdomen. Histopathology, 2016, 68（6）: 858-865.

[6] HE H, XUE Q, TAN F, et al. A rare case of primary pulmonary inflammatory pseudotumor-like follicular dendritic cell sarcoma successfully treated by lobectomy. Ann Transl Med, 2021, 9（1）: 77.

[7] MOGRABI M, STUMP M S, LUYIMBAZI D T, et al. Pancreatic inflammatory pseudotumor-like follicular dendritic cell tumor. Case Rep Pathol, 2019, 2019: 2648123.

[8] WHO Classification of Tumours Editorial Board. WHO classification of tumours of digestive system. Lyon, France: IARC Press, 2019.

[9] TREGNAGO A C, MORBECK D L, D'ALMEIDA COSTA, et al. Inflammatory pseudotumor-like follicular dendritic cell tumor: an underdiagnosed neoplasia. Applied cancer research, 2017, 37（1）: 45.

[10] JIANG X N, ZHANG Y, XUE T, et al. New clinicopathologic scenarios of EBV+ inflammatory follicular dendritic cell sarcoma: report of 9 extrahepatosplenic cases. Am J Surg Pathol, 2021, 45（6）: 765-772.

[11] TAO L L, HUANG Y H, CHEN Y L, et al. SSTR2a is a useful diagnostic marker for follicular dendritic cells and their related tumors. Am J Surg Pathol, 2019, 43（3）: 374-381.

[12] ALAGGIO R, AMADOR C, ANAGNOSTOPOULOS I, et al. The 5th edition of the World Health Organization Classification of Haematolymphoid Tumours: Lymphoid Neoplasms. Leukemia, 2022, 36（7）: 1720-1748.

[13] GOUNDER M, DESAI V, KUK D, et al. Impact of surgery, radiation and systemic therapy on the outcomes of patients with dendritic cell and histiocytic sarcomas. Eur J Cancer, 2015, 51（16）: 2413-2422.

第十章

肝转移瘤

第一节　胃肠道间质瘤肝转移及病例分享

一、概述

【定义】

胃肠道间质瘤（gastrointestinal stromal tumor，GIST）是起源于 Cajal 细胞的间叶来源肿瘤，肝脏是其最常见的转移部位。

【流行病学】

40% ～ 50% 的胃肠道间质瘤患者在切除原发病灶后会出现远处转移，肝脏和腹膜是最常见的转移部位。

【病因】

胃肠道间质瘤最常见的发病机制是 *c-KIT* 与 *PDGFRA* 基因的突变，其中 *c-KIT* 突变约占 75%，*PDGFRA* 突变约占 10%。这两种基因突变会导致酪氨酸激酶的磷酸化，激活下游通路从而促进细胞的增殖。两种驱动基因具有互斥性。

对于琥珀酸脱氢酶（succinate dehydrogenase，SDH）缺陷型的 GIST，发病机制在于 SDH 的失活，SDH 本质上是蛋白酶复合物，由 A、B、C、D 四个亚基组成，参与催化琥珀酸在三羧酸循环中氧化为富马酸。如果编码 SDH

相关蛋白的基因发生突变，会促进 HIF1α 通路的高表达，促进肿瘤的发生发展。*SDHA* 是最常见的突变基因。*SDHC* 启动子的甲基化会导致 Carney 三联征，即 GIST、肺软骨瘤和副神经节瘤，没有遗传性，该基因很少有胚系突变。而另一种疾病，Carney-Stratakis 综合征（GIST 和副神经节瘤）则是一种常染色体显性遗传性疾病，是由 *SDHB*、*SDHC*、*SDHD* 基因的胚系突变所致。还有一些更为少见的基因变异也越来越被学术界关注，如 *NF1* 突变，RAS/RAF/MEK 通路基因的突变（如 ETV1 转录因子和 GIST 的发生有关）。

【组织病理形态】

GIST 的细胞形态学主要有三种：梭形细胞型、上皮样细胞型和混合型。梭形细胞型 GIST 由相对均一、排列为短束状或螺旋状的嗜酸性细胞构成。相比平滑肌瘤，GIST 的肿瘤细胞的胞质通常更具有嗜酸性，染色更淡；细胞核通常有一致性，部分呈栅栏状排列或者出现胞质空泡。间质胶原通常极少，而间质出血则较为常见。很少出现明显的细胞多形性，若出现，则应考虑其他诊断的可能性。上皮样细胞型 GIST 由圆形细胞组成，可表现为程度不一的嗜酸性或透明细胞质。细胞核往往为圆形或椭圆形伴核内空泡，此类肿瘤可能呈巢样结构，从而可能与上皮细胞或黑色素细胞肿瘤相混淆。混合型 GIST 可能存在梭形细胞和上皮样细胞之间明显的过渡区域，或全部为两类细胞的复杂交织。

【免疫组化】

CD117 在 95% 的病例中阳性表达，DOG1 在 98% 以上的病例中阳性表达，CD34 在大部分病例阳性表达，SMA 也可呈不同比例的阳性表达。

【分子病理特征】

参照"病因"部分。

【临床表现及实验室检查】

胃肠道间质瘤肝转移通常无典型的症状，主要表现为胃肠道原发灶的症状，最常见的为腹痛、腹胀、腹部包块、消化道出血等腹部症状。如果肝转移灶比较严重，也可出现黄疸、肝功能不全等表现。目前尚缺乏针对胃肠道间质瘤的有效肿瘤标志物。

【影像学特征】

胃肠道间质瘤肝转移常为多发病灶，临床可通过腹部超声、CT、MRI 或 PET-CT 加以明确。腹部增强 CT 常表现为肝脏病灶多为中度或明显强化，静脉期显示明显，部分病灶可出现瘤内坏死、囊变，也可伴有腹水、腹腔出血等表现。腹部增强 MRI 信号表现复杂，T_1WI、T_2WI 会因肿瘤是否存在坏死、囊变及出血而有不同的表现，增强的表现与 CT 基本类似。

【治疗及预后】

国外文献数据显示，GIST 肝转移患者中位生存时间为 2 年。我国研究数据显示，出现 GIST 肝转移后，相比于伊马替尼单纯靶向治疗，肝脏切除术后辅助伊马替尼靶向治疗的疗效较好，中位生存时间分别为 53 个月和 89 个月，后者 1 年、3 年和 5 年生存率分别为 82%、51% 和 24%。

二、病例分享

【临床资料】

患者，女性，55 岁。

主诉：发现胃间质瘤伴肝转移 1 年，口服甲磺酸伊马替尼 11 个月。

现病史：患者 1 年前因乏力、贫血就诊于当地医院行腹部超声发现胃占位及多发肝占位，门诊行胃镜及超声内镜示胃窦局限性隆起，隆起处胃壁内低回声占位，考虑为间质瘤，主要起源于胃壁的固有肌层。穿刺结果免疫组化支持为胃肠道间质瘤。2020 年 10 月腹部增强 CT 示肝内多发大小不等的团状低密度肿物，增强扫描以边缘强化为主，形似"牛眼征"，大者约

12.0 cm × 12.0 cm，肝脏多发转移瘤。胃实部外突性肿物，考虑恶性，间质瘤。

既往史：既往体健，无基础疾病，25 年前因绝育行双侧卵巢切除术，否认肝炎病史。个人史、婚育史及家族史无特殊。

查体：全身皮肤黏膜未见黄染，浅表淋巴结未触及明显肿大。腹软，全腹无压痛、反跳痛，肝脾肋下、剑突下未触及，Murphy 征阴性。

【检查】

1. 实验室检查

（1）血常规：WBC 3.32×10^9/L、Hb 105 g/L、PLT 133×10^9/L。

（2）血生化：ALP 1381 U/L，其余均在正常范围。

（3）病毒指标全阴性，凝血功能、肿瘤标志物均在正常范围。

2. 影像学检查

（1）2020 年 10 月胃镜及超声内镜（图 10-1-1、图 10-1-2）：胃窦前壁、小弯侧可见一大小约为 5 cm×4 cm 的局限性隆起，隆起宽基且无活动性，表面见一凹陷，隆起处胃壁内可见一横截面积约为 49.6 mm×34.9 mm 的低回声占位，内部回声均匀，边界清楚，弹性成像显示病变较硬，主要起源于胃壁的固有肌层，隆起处胃壁的黏膜层、黏膜下层及浆膜层清晰、连续、完整。

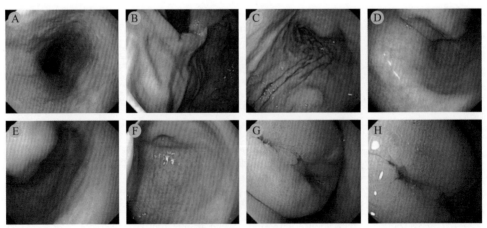

A. 食管；B. 贲门至胃底；C. 胃体；D～H. 胃窦。

图 10-1-1　治疗前胃镜提示胃窦隆起，大小约 5 cm×4 cm

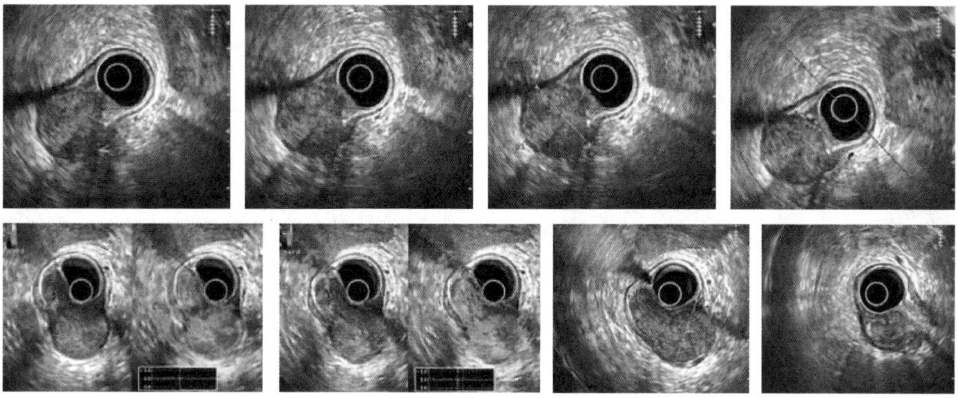

图 10-1-2　治疗前超声内镜检查提示肿瘤起源于胃壁的固有肌层，大小约 49.6 mm×34.9 mm

（2）2020 年 10 月腹部增强 CT（图 10-1-3）：胃窦部胃壁局部外突性软组织肿块增强扫描不均匀强化，最大截面约 4 cm × 3 cm，外缘较光整。考虑间质瘤？神经内分泌肿瘤？肝内多发大小不等的团状低密度肿物，增强扫描以边缘强化为主，形似“牛眼征”，大者约 12.0 cm × 12.0 cm，肝脏多发转移瘤。

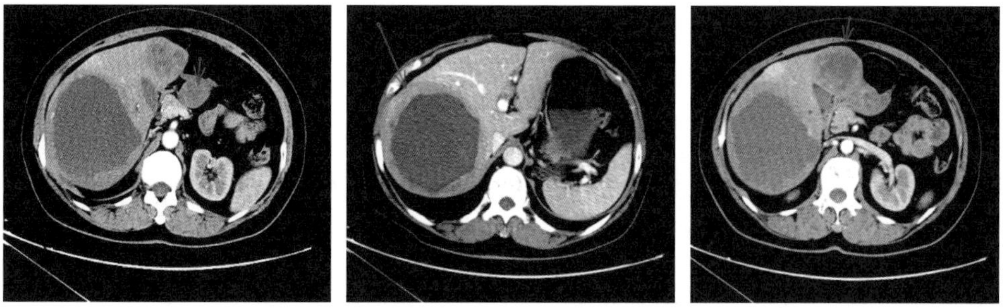

图 10-1-3　治疗前腹部 CT 显示治疗前胃窦肿物，最大截面约 4 cm×3 cm，肝内多发转移瘤，大者约 12.0 cm×12.0 cm（图中箭头示）

（3）2021 年 8 月伊马替尼治疗后复查腹部增强 CT（图 10-1-4）：胃窦部软组织肿物，轻度强化，较前缩小，现最大截面约 2.7 cm × 2.0 cm，可符合间质瘤治疗后改变。肝脏多发转移瘤，大部分同前相仿，现大者约 14.1 cm × 11.7 cm。

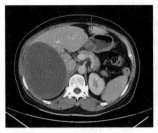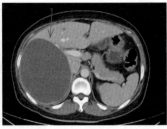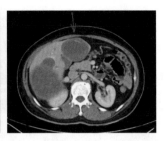

图 10-1-4　药物治疗后、手术前腹部 CT 示胃窦肿物及肝内多发转移瘤较前未见明显缩小
（箭头示）

3. 病理检查

2020 年 11 月内镜下穿刺病理结果：梭形细胞肿瘤。免疫组化支持为胃肠道间质瘤，免疫组化结果：AE1/AE3（−），CD34（2+），D117（3+），DOG1（2+），Ki-67（2%），SNA（−），S-100（−），Desmin（−），SDHB（3+）。分子病理学诊断：未显示 *c-KIT* 基因、*PDGFRA* 基因外显子突变。

【诊断】

患者为中年女性，因贫血及乏力起病，影像学检查提示胃部病灶及肝脏病灶，胃镜穿刺病理明确胃肠道间质瘤诊断，考虑胃间质瘤，伴有肝脏多发转移瘤诊断明确。

【治疗】

患者自 2020 年 12 月开始伊马替尼 400 mg qd po 治疗，2021 年 8 月复查提示肿瘤缩小不明显，肿瘤强化减弱，RECIST 疗效评估为疾病稳定、mRECIST 及 CHOI 疗效评估为部分缓解。门诊就诊后考虑行手术治疗，入院后积极完善相关检查，凝血功能、血生化、肝脏肿瘤标志物，无手术禁忌，完善手术规划，于 2021 年 9 月行全麻下右半肝切除 + 左肝肿物切除 + 胃远端肿物切除术，术后病理（图 10-1-5）：胃窦部胃肠道间质瘤。肿瘤位于黏膜下层至浆膜层，最大径 3.2 cm，残存肿瘤成分占瘤床比例约 10%。肿瘤细胞显著退变，伴出血、炎细胞浸润及纤维组织增生，结合病史，符合中 – 重度治疗反应。肿瘤未累及幽门环，上切缘、下切缘及网膜组织均未见肿瘤。周围胃黏膜呈慢性非萎缩性炎。淋巴结未见转移性肿瘤（0/10），肝组织内见多灶显著退变的转移瘤，结合病史及形态，符合胃肠道间质瘤多发肝转移。残存肿瘤最大径 12 cm，肝右叶肿瘤局部侵犯肝被膜。肿瘤细胞均显著退变，伴出血、囊性变、黏液样变及间质纤维组织增生，残存肿瘤成分占瘤床比例约 20%，结合病史，符合中 – 重度治疗反应。肝左外叶及右半肝基底切缘均未见肿瘤。周围肝组织汇管区伴慢性炎细胞浸润。

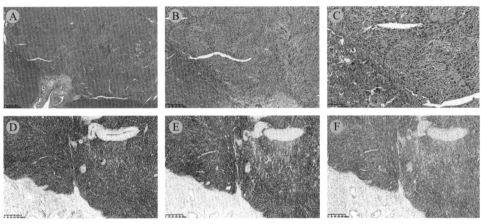

A ～ C. 分别为 4 倍、10 倍及 20 倍镜下 GIST 肝转移的 HE 染色图像，三幅图中左下方为正常肝组织，右上方梭形细胞区域为 GIST 病变。D ～ F. 分别为 CD34、CD117 和 DOG1 的免疫组化。三幅图中左下方为正常肝组织未着色，肿瘤区域呈现弥漫强阳性的标志物的表达。

图 10-1-5　术后病理图像

【治疗结果、随访及转归】

患者术后继续伊马替尼辅助治疗，于 2021 年 10 月复查，凝血功能、血生化、肝脏肿瘤标志物均正常，血常规提示白细胞、血红蛋白降低，CT 和 MRI 检查未见明显转移复发迹象。

2022 年 2 月复查，凝血功能、血生化均正常，血常规提示仍有白细胞、血红蛋白降低，CT 和 MRI 检查未见明显转移复发迹象。2022 年 6 月随访，患者诉无不适症状，自觉恢复良好。

【专家述评】

胃肠道间质瘤是一种间叶来源的少见肿瘤，在所有胃肠道肿瘤中占 0.1% ～ 3%。流行病学数据显示 GIST 患者中大约 50% 在病程中会出现远处转移，其中以肝转移最为常见，并且肝转移是病情严重进展的重要标志之一。本例患者为中年女性，主诉乏力、贫血，经临床检查、影像学评估及穿刺病理检查，明确为胃窦部胃肠道间质瘤伴有多发性肝转移，经积极的靶向治疗后接受手术切除，并获得了较好的预后。胃肠道间质瘤肝转移的病例在治疗方面，综合治疗策略尤为重要。虽然手术切除是胃肠道间质瘤肝转移取得良好预后的主要治疗手段，但对于多发病灶、肿瘤负荷大或转移部位手术切除难度高、风险大的病例，也可考虑进行术前的新辅助靶向治疗，以期获得更好的手术治疗效果。在手术不可行或无法完全切除的情况下，应根据患者的基因突变情况选择适合的靶向治疗，如伊马替尼、舒尼替尼等，能够有效控制肿瘤生长并延长患者生存期。除了药物治疗及手术外，也有相关病例报道采用肝动脉化疗栓塞术、放疗等局部手段治疗胃肠道间质瘤肝转移，可作为特定情况下的治疗选择。总的来说，胃肠道间质瘤肝转移是一种复杂的临床疾病，需要多学科团队的综合治疗，在制定治疗方案时，应充分考虑患者的整体情况、病变的严重程度及治疗的风险与收益，以期达到最佳的治疗效果，提高生存质量。

撰写：魏家聪　张搏伦

影像：姜　军

述评：黄　振

第二节　肝转移性平滑肌肉瘤及病例分享

一、概述

【定义】

肝转移性平滑肌肉瘤是由平滑肌细胞起源的肉瘤转移至肝脏，其异型明显、核分裂显著、肿瘤细胞坏死易见、生长迅速。

【流行病学】

软组织肉瘤是一种恶性肿瘤，发生于非上皮性骨外组织（不包括网状内皮系统、胶质细胞和各种实质器官的支持组织）。肺部是肉瘤最常见的转移部位，此外，有一些特定类型的软组织肉瘤有特定的转移倾向，如黏液样脂肪肉瘤的肺转移、肺泡软组织肉瘤的脑转移，以及本节的重点平滑肌肉瘤更倾向于转移至肝脏。最近发表的一篇大宗研究显示，对于转移至肝脏的软组织肉瘤而言，平滑肌肉瘤出现肝转移的比例为 8% ～ 18%。此外，平滑肌肉瘤的组织学类型（HR 4.303；95% CI 1.782 ～ 10.390）和腹膜后发生部位（HR 5.981；95% CI 2.793 ～ 12.808）是肝转移的两个独立危险因素。近期，国内发表了平滑肌肉瘤肝转移数据量较大的一篇研究，回顾性分析 5 例平滑肌肉瘤肝转移的病例，其中 4 例源于腹膜后，1 例源于子宫。

【病因】

病因尚不明确。

【组织病理形态】

大体观察，肝脏转移灶若为低级别形态，则肿瘤质硬，类似平滑肌瘤，切面呈灰白色，席纹状；若为高级别肿瘤，切面呈灰白、鱼肉样，常伴有坏死、出血和囊性变，可以突入大血管腔内生长。镜下，呈束状生长模式（束以直角相交），肿瘤细胞与血管壁融合，梭形细胞栅栏状，有嗜酸性细胞质，胞质部分可呈颗粒状。细胞核呈"雪茄"状，末端钝而不典型，核两端常有细胞质空泡（与神经来源病变不同）。核分裂象易见，可能有血管外皮细胞瘤样血管形态、核栅栏、黏液样改变或出现破骨细胞样巨细胞，有些可能表现出广泛的多形性，经常侵及邻近组织。

【免疫组化】

SMA 最敏感，95% 阳性表达。MSA、Calponin、Desmin、Caldesmon 和 Myosin 的阳性率分别为 91%、88%、73%、66%、64%。Caldesmon 和 Myosin 通常共同表达，ER 通常在女性患者中有所表达。

【分子病理特征】

平滑肌肉瘤通常核型复杂，目前尚无公认的特征性的分子改变。

【治疗及预后】

预后极差，国外数据表明，软组织肉瘤发生肝转移后，1 年累积总生存率为 36.1%（95% CI 18.7 ～ 53.6），2 年累积总生存率为 21.7%（95% CI 5.0 ～ 38.4）。对于国内报道的为数不多的病例，1 例于诊断平滑肌肉瘤肝转移后 2 年内死亡，该患者未经肝转移瘤手术治疗，2 例接受手术治疗者于 3 年内死亡，其中存活的 2 例患者的生存时间分别为 29 个月和 36 个月。手术治疗是肝转移性平滑肌肉瘤主要的治疗方法，可以明显延长患者的生存期。因此我们建议，在平滑肌肉瘤治疗后的随访过程中，尤其是发生在腹膜后的平滑肌肉瘤，应该重点通过 CT、MRI 或超声检查肝脏是否出现转移以便及时进行外科干预措施。

二、病例分享

【临床资料】

患者，女性，33 岁。

主诉：腹腔平滑肌肉瘤术后 2 年余，肝占位 2 月余。

现病史：患者于 2013 年 5 月体检时发现腹部肿物，CT 提示左侧腹膜后肿物，恶性可能性大，于 2013 年 5 月行腹膜后肿瘤切除术，术后病理回报：平滑肌肉瘤。患者术后未行辅助治疗，间断服用中药治疗。2015 年 6 月复查 CT 及 MRI 提示肝左外叶及左内叶结节，考虑转移瘤可能性大，遂就诊于我院。

既往史：2008 年 12 月行剖宫产手术，余无特殊。

查体：体形正常，神志清晰，体温 36.2 ℃，脉搏 78 次 / 分，呼吸 19 次 / 分，血压 115/74 mmHg；全身皮肤未见黄染；体表未触及肿大淋巴结。双侧瞳孔等大等圆，对光反射灵敏；双耳听力正常；伸舌居中。双肺未闻及干湿啰音及胸膜摩擦音。心律齐，各瓣膜听诊区未闻及病理性杂音。腹软，无压痛、反跳痛及肌紧张，肝脾肋下、剑突下未触及；Murphy 征阴性。各生理反射存在，病理反射未引出。

【检查】

1. 实验室检查

血常规、血生化、凝血功能及消化道肿瘤标志物均无显著异常。

2. 影像学检查

（1）2015 年 6 月腹部增强 CT：行左侧腹膜后肿物切除术后，左侧盆腔肠系膜区新见低密度结节，直径 2.8 cm，需警惕肿瘤复发转移可能；肝左外叶及左内叶见两个结节，大小分别为 1.3 cm × 1.2 cm、2.5 cm × 2.1 cm，结合病史及影像学表现考虑转移较原发可能性大。

（2）2015 年 8 月腹部 MRI（图 10-2-1）：腹膜后术后改变，扫描范围内腹膜后未见明确肿瘤复发征象；肝左外叶及左内叶见两个结节影，大小分别为 1.6 cm×1.3 cm、2.5 cm×2.1 cm，结合病史及影像学表现考虑转移较原发可能性大。

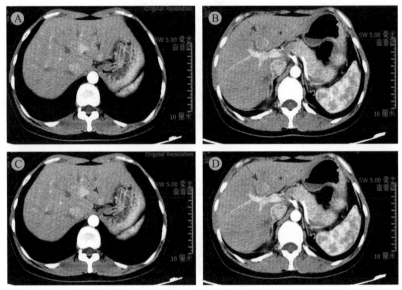

A、B.动脉期；C、D.静脉期。A、C箭头处为肝左外叶占位；B、D箭头处为肝左内叶占位。

图 10-2-1　肝左外叶及左内叶见两个结节，大小分别为 1.3 cm×1.2 cm、2.5 cm×2.1 cm，考虑转移

3. 病理检查

腹膜后肿瘤术后病理（图 10-2-2）：软组织肉瘤 2 级，形态及免疫组化结果符合平滑肌肉瘤，大部分分化较好，局灶分化较差，核分裂象（3～10）个 /10 HPF，未见明确坏死。肿瘤表面的大血管壁见肿瘤累及。免疫组化结　果：CD117（±），CD1A（－），CD34（－），CD35（－），CD99（－），Calponin（3+），DOG1（－），Desmin（2+），HMB-45（－），Ki-67（10%），MyoD1（－），NF（－），S-100（－），SMA（3+），Sarcomeric Actin（－）。

基因测序：未显示 *c-KIT* 基因第 9、第 11、第 13 和第 17 号外显子突变；未显示 *PDGFRA* 基因第 12、第 18 号外显子突变；未显示 *RET* 基因第 10、第 11、第 13、第 15 和第 16 号外显子突变；未显示 *HER2* 基因第 20 号外显子突变。

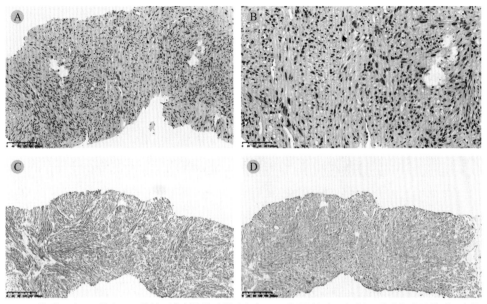

A、B. 分别显示 100 倍和 200 倍镜下穿刺物均为肿瘤组织，正常肝脏组织不可见。肿瘤细胞呈梭形，束状编织状排列，异型显著。C、D. 分别为 Desmin 和 SMA 的免疫组化染色，两者均为弥漫强阳性表达。

图 10-2-2　腹腔平滑肌肉瘤肝转移标本 HE 染色及免疫组化染色

【诊断】

腹膜后平滑肌肉瘤术后Ⅳ期；肝转移；剖宫产术后。

【治疗】

入院后完善相关检查，未见明确手术禁忌，于 2015 年 8 月行腹腔镜肝多发转移瘤切除＋胆囊切除术。术中见肝左外叶脏面肿瘤大小约 1.5 cm×1.8 cm，肝左内叶Ⅳ b 段肿瘤累及肝右叶 V 段，大小约 3.0 cm×3.5 cm，与胆囊及肝门区门静脉右支粘连。手术过程顺利，肿瘤完整切除，术中出血 100 mL。术后病理：（肝左外叶肿瘤局部切除标本、肝左右叶交界部肿瘤）结合病史及免疫组化结果，符合平滑肌肉瘤肝转移。肿瘤紧邻肝被膜。周围肝未见明显异常。肝左外叶肿瘤基底切缘、肝左右叶交界部肿瘤基底切缘未见肿瘤。胆囊组织、胆囊管切缘未见肿瘤。免疫组化结果：CD117（－），Calponin（＋），Desmin（2+），NF（－），S-100（－），SMA（＋），MyoD1（－），Ki-67（30%）。

【治疗结果、随访及转归】

患者术后规律复查，2017 年 1 月复查时发现纵隔占位、肺占位、肝占位，均考虑转移。后患者行 4 个周期阿霉素联合奥拉单抗治疗。患者 2018 年 3 月至 2018 年 10 月行 10 个周期曲贝替定治疗。2019 年 1 月至 2019 年 4 月行培唑帕尼治疗，2019 年 4 月因肺部感染停药。2019 年 5 月行 PET-CT 检查，提示肝、肺、骨、肌肉多发转移。2019 年 5 月起应用安罗替尼联合 PD-1 治疗，后出现多脏器功能障碍、脓毒血症。患者于 2019 年 11 月死亡。

【专家述评】

本例为青年女性患者，腹腔平滑肌肉瘤术后 2 年后发现肝占位，为非同时性肝转移。腹腔平滑肌肉瘤大多起源于消化系统、生殖系统、腹膜后及其他软组织，常生长迅速，但由于腹腔空间大，早期常无特殊表现，不易发现，诊断时大多已为晚期。大多数患者因腹部发现包块就诊，可伴肿瘤压迫症状。术后病理是确诊的重要手段，为了防止肿瘤扩散及种植转移，通常不推荐术前行穿刺活检；但对于无法手术，以及需行放疗或化疗者可行穿刺活检。腹膜后平滑肌肉瘤易导致腔静脉栓塞并较早地发生远处转移，如肝脏。本例患者在腹腔平滑肌肉瘤术后 2 年出现肝转移，提示平滑肌肉瘤的高度恶性及其易发生肝转移的特点。手术治疗是肝脏转移性平滑肌肉瘤主要的治疗方法，可以明显延长患者的生存期。对于化疗的效果目前仍存在一定的争议，对于不可手术的晚期患者，采用介入、化疗、放疗、免疫治疗等综合治疗的方式，有助于改善患者的生存质量。

撰写：魏家聪　张搏伦

影像：姜　军

述评：龚彩凤

第三节 肝转移性腮腺淋巴上皮瘤样癌及病例分享

一、概述

【定义】

腮腺淋巴上皮瘤样癌（lymphoepithelioma-like carcinoma，LELC）是一种罕见的发生在腮腺的分化较差的恶性肿瘤，其组织学特征与非角化性未分化型鼻咽癌相似，包括丰富的淋巴样间质的增生与浸润、低分化或未分化癌成分的浸润。

【流行病学】

涎腺淋巴上皮瘤样癌仅占所有涎腺恶性肿瘤的 0.4%，其中 80% 发生在腮腺，而发生肝转移的情况更为罕见。我国及国际上发表的数据显示，女性发病率略多于男性（约 3 : 2），多见成人或老人，年龄跨度大（26～61岁），平均年龄约 40 岁。文献检索仅发现极少例腮腺淋巴上皮瘤样癌转移至肝的报道。

【病因】

目前病因未知，有研究显示涎腺的淋巴上皮瘤样癌与 EBV 感染有强相关性，HIV 感染可能会增加其患病风险，少数已报道的病例与干燥综合征有关。

【组织病理形态】

大体表现：大部分表现为类圆形，边界尚清晰，部分表现为结节状，边界稍不清晰。镜下肿瘤细胞边界清楚，上皮细胞生长活跃伴有异型，可见核分裂象，肿瘤间质可见丰富的淋巴细胞浸润。诊断的必要条件是肿瘤具有：

①淋巴样间质的未分化癌形态；②除外鼻咽癌转移或累及的可能；③排除其他伴有淋巴增殖的肿瘤。EBER 阳性是诊断的支持证据，但不是必要条件。该病需与鼻咽癌转移或其他伴有淋巴增殖样特征肿瘤相鉴别。

【免疫组化】

肿瘤性上皮呈 CK8/18（＋）、CK5/6（＋）、p63（＋），提示上皮源性和鳞状上皮分化；间质淋巴细胞表达 CD3、CD43 及 CD20；EBV 原位杂交阳性支持诊断。

【治疗及预后】

腮腺原发肿瘤接受手术及术后放疗，预后相对较好，我国的数据显示，原发肿瘤在进行根治性切除及淋巴结清扫后无瘤生存 13 个月至 7 年，未行颈淋巴清扫的 I～II 期病例无瘤生存 16 个月至 8 年。肝脏、脑和骨是最常见的转移部位，预后报道少。

二、病例分享

【临床资料】

患者，女性，33 岁。

主诉：右腮腺肿瘤放化疗后 1 年，发现肝占位 10 天。

现病史：患者于 2015 年 8 月无明显诱因发现右上颈肿块，位于耳垂下方，直径约 2 cm，质硬，无压痛，局部无红肿、发热、溃破等改变。患者未予重视，后右颈部肿块逐渐增大，遂于 2015 年 9 月就诊于当地医院。颈部超声检查示右侧腮腺内、右颌下区、右颈部多发淋巴结肿大；MRI 示右腮腺多发结节及肿块，部分融合；PET-CT 考虑腮腺来源恶性肿瘤伴淋巴结转移；右颈部肿物穿刺活检，病理提示鳞状细胞癌。患者排除化疗禁忌证后，于 2016 年 1 月至 2016 年 5 月行 6 个周期紫杉醇脂质体＋顺铂＋5- 氟尿嘧啶方案化疗，化疗后行 30 次局部放疗，放疗范围为右腮腺原发肿瘤及转移淋巴结区域。之后患者定期复查，原发肿瘤及颈部转移淋巴结疗效评估为持续部分缓解；患者确诊肿瘤后 14 个月，复查 PET-CT（2016 年 11 月）发现肝脏转移后就诊。

既往史：2015 年行剖宫产，余无特殊。

查体：体形正常，神志清楚，体温 36.4 ℃，脉搏 76 次 / 分，呼吸 18 次 / 分，血压 118/76 mmHg。全身皮肤未见黄染；右腮腺区可触及直径约 1.5 cm 肿块，颈部可触及直径约 1.5 cm 肿块，质硬，活动度差，局部皮肤未见红、肿、热、痛；右颈动脉前方、右颌下区、右锁骨上区可触及淋巴结肿大，活动度可；双颈部纤维化不显著。双侧瞳孔等大等圆，对光反射灵敏；双耳听力正常；伸舌居中。双肺未闻及干湿啰音及胸膜摩擦音。心律齐，各瓣膜听诊区未闻及病理性杂音。腹软，无压痛、反跳痛及肌紧张，肝脾肋下、剑突下未触及；Murphy 征阴性。各生理反射存在，病理反射未引出。

【检查】

1. 实验室检查

血常规、血生化、凝血功能及肿瘤标志物无明显异常。

2. 影像学检查

（1）2016 年 11 月 PET-CT：右侧腮腺区多个小片状影，未见代谢活跃；右颈部 Ⅰ ～ Ⅴ区多个淋巴结，部分代谢未见异常，考虑治疗后改变。肝脏多发代谢活跃灶，考虑转移。

（2）2016 年 11 月肝脏增强 MRI（图 10-3-1）：肝脏多发异常信号结节，大者位于肝右前叶（S8），大小约 1.3 cm × 1.2 cm；其余结节分别位于 S6、S7，倾向为肝转移瘤。

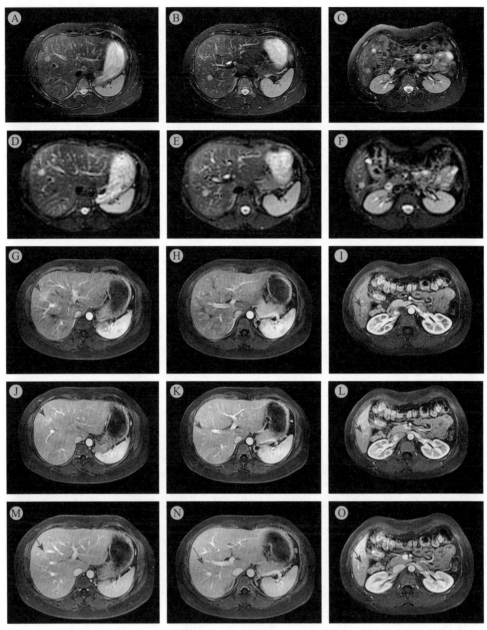

A～C. T$_2$；D～F. DWI；G～I. 动脉期；J～L. 门脉期；M～O. 静脉期。箭头处为肝脏多发占位。

图 10-3-1　MRI 显示肝脏多发肿物

3. 病理检查

右颈部肿物穿刺活检（病理复阅）：可见转移性低分化癌，形态支持淋巴上皮瘤样癌。免疫组化 p63（3+），CK5/6（3+），CK（3+），Vim（−），LCA（−）。

肝穿刺活检（图 10-3-2）：可见低分化癌浸润，间质显著纤维化及少量炎细胞浸润，结合病史首先考虑为转移。

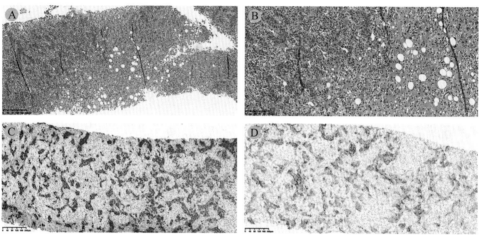

A、B. 分别为 40 倍和 100 倍镜下肝脏穿刺标本的 HE 染色，肝组织背景中可见分化差的癌伴显著淋巴细胞浸润；C.EBER 原位杂交检查结果，显示 EB 病毒感染；D.CK18 免疫组化染色结果，呈中度阳性表达。

图 10-3-2　肝脏肿物穿刺活检病理

肝穿刺活检基因测序：未显示 *EGFR* 基因第 18、第 19、第 20、第 21 号外显子突变；未显示 *KRAS* 基因第 2、第 3、第 4 号外显子突变；未显示 *BRAF* 基因第 15 号外显子突变。

【诊断】

右腮腺低分化淋巴上皮瘤样癌；右颈多发淋巴结转移，化疗联合局部放疗后；肝继发恶性肿瘤。

【治疗】

患者于 2016 年 11 月开始行 GS 方案化疗 1 个周期，方案为：吉西他滨 1.4 g ivgtt d1、1.2 g ivgtt d8，替吉奥 50 mg bid po d1 ～ 14，每 21 天为 1 个周期。化疗后出现Ⅲ度白细胞降低、Ⅲ度中性粒细胞降低、Ⅱ度皮肤色素沉着，经升白细胞治疗后恢复。2016年12月因基因检测提示 *KRAS* 野生型，2016年12月第2个周期起调整为 GS+ 西妥昔单抗。2个周期化疗后复查显示肝 S7、S8 段转移灶明显缩小且肿瘤不具体，肝 S6 段转移灶缩小，整体疗效评估为部分缓解。患者于2017年9月在超声引导下行肝 S6 段转移瘤射频消融术。术后患者恢复良好，于2017年10月于外院开始行 GS 联合西妥昔单抗化疗4个周期，后续定期复查。

【治疗结果、随访及转归】

患者后续于当地医院定期复查，末次复查于2022年2月，患者存活，一般情况良好。未见肝脏肿瘤复发证据，未见腮腺及颈部淋巴结肿瘤进展证据，未见其他部位肿瘤转移证据。

【专家述评】

腮腺淋巴上皮瘤样癌发生肝转移属于十分罕见的情况，无大宗报道的临床经验可供参考，如何选择治疗策略需评估多方面因素。本病例患者年轻，腮腺原发肿瘤及颈部转移淋巴结通过化疗及局部放疗控制稳定，采用 PET-CT 评估仍未见肿瘤复发；即使患者出现肝脏转移，但未见肝外其他肿瘤活性病灶；面对该种情况，临床医生应积极评估肿瘤全身进展风险和肝脏转移灶局部处理难度，在保障安全的前提下结合患者意愿选择治疗策略。

通常，为防止肿瘤的肝外进展，应优先考虑给予系统治疗如化疗、化疗联合靶向治疗等；经过系统治疗，如果肝脏病灶得到控制且无肝外进展，应积极参与多学科诊疗，对肝脏病灶进行局部处理。局部处理需全方位考虑，根据肝脏病灶的数目、大小、分布、与血管关系等多个因素，在保证足够肝储备的前提下，选择更有优势的局部手段，如肝肿瘤切除、立体定向放疗、射频消融、介入治疗等。肝肿瘤切除在保证切缘的前提下，有确切的疗效；立体定向放疗是有前景的手段，提高剂量可获得更好的肿瘤控制；射频消融对小肿瘤有优势，但需警惕肿瘤临近血管；介入治疗以血管为中心，适合分布广泛的多发肝病灶；局部处理手段的联合使用需要考虑安全性。本例中的患者肝脏转移灶在系统治疗后取得了很好的疗效，残余肝脏 S6 段的转移灶选择射频消融治疗后得到控制。临床上对肝转移的治疗，在选择治疗手段时，参考原发灶对放射治疗的敏感性好，在安全的前提下也可考虑立体定向放疗治疗肝转移灶。

如果系统治疗对肝转移控制不理想，或出现新的肝外病灶，或原发灶未控制稳定，则不推荐积极的肝脏局部治疗，应调整系统治疗方案，延长患者的生存时间和提高其生活质量是治疗的首要目标。

撰写：魏家聪　张笑时

影像：姜　军

述评：唐　源

第四节　肝转移性恶性黑色素瘤及病例分享

一、概述

【定义】

肝转移性恶性黑色素瘤是起源于皮肤或黏膜中的黑色素细胞或组织、器官（如胃肠道、中枢神经系统等）的固有黑色素细胞的恶性肿瘤转移至肝脏。

【流行病学】

对于起源于皮肤的恶性黑色素瘤，发生肝转移的报告极为罕见，目前国际上有一篇韩国发表的个案报道。然而，起源于眼底的葡萄膜恶性黑色素瘤则容易发生肝转移，90% 的葡萄膜恶性黑色素瘤的转移部位是肝脏。若葡萄膜恶性黑色素瘤的患者出现肝转移，则 50% 的患者会同时有肝外的转移，包括肺（30%）、骨（23%）和皮肤（17%）的转移。

【病因】

依据黑色素瘤的病因和遗传学背景将其分为 4 种基本类型：肢端型、黏膜型、慢性日光损伤型（cumulative sun damage，CSD）、非慢性日光损伤型（not consistently associated with cumulative sun damage，non-CSD，包括原发病灶不明型）。其发病机制涉及基因组、环境和宿主因素相互作用的多步骤过程，包括：①促有丝分裂驱动突变（即 *BRAF* 突变）；②逃避初级衰老（即 *CDKN2A* 丢失）；③克服凋亡（即 *TP53* 突变）；④永生化（即 *TERT-p* 突变）。主要致癌信号通路有：①促分裂原活化的蛋白激酶（mitogen-activated protein kinase，MAPK）通路（Ras/Raf/MEK/ERK）；②PI3K/Akt/mTOR 通路；③ Wnt/β– 连环蛋白信号通路等。

【组织病理形态】

黑色素瘤的肝转移的组织学特征由于其转移部位的特殊性，和传统的皮肤黑色素瘤组织学分型并不一致（表浅播散型、恶性雀斑型、肢端雀斑型和结节型）。参照葡萄膜恶性黑色素瘤，肝转移灶根据细胞形态分为梭形细胞型、上皮样细胞型和混合型，然而在实际情况中，肝转移的细胞类型不仅仅局限于此，肿瘤细胞还可以呈浆细胞样、"气球"样等，伴或不伴色素，常需借助黑色素细胞特征性标志物经过免疫组化染色进行辅助诊断。

【免疫组化】

S-100 通常是核与胞质阳性，SOX10 通常是核阳性，MelanA/MART1、HMB-45、Tyrosinase 通常是胞质阳性。Ki-67 通常大于 10%。

【分子病理特征】

分子改变本身并不是确诊恶性肿瘤的必要证据，必须根据临床、组织学特征及免疫组化进行确诊。与良性痣相比，黑色素瘤存在多个染色体拷贝数畸变，例如，染色体 6p、7q、17q、20q、4q、8q、1q、11q 的拷贝获得，染色体 9p21、10、21q 的拷贝缺失。主要的驱动基因是 *BRAF*、*NRAS*、*NF1*、*KIT*、*TERT-p*（反转录酶启动子）和 *CDKN2A*、*PTEN*、*TP53* 的突变。其中 *BRAF*、*NRAS*、*NF1* 和 *KIT* 的基因突变的检测和靶向治疗有关。肿瘤突变负荷通常比较高，与免疫治疗有关。

【治疗及预后】

目前针对肝转移性恶性黑色素瘤的治疗参考转移性或不可切除性疾病患者的治疗，如免疫治疗（如用帕博利珠单抗、纳武利尤单抗和伊匹木单抗治疗），以及针对 *BRAF V600* 突变黑色素瘤的靶向治疗（如用维莫非尼和考比替尼治疗）等。目前尚无针对黑色素瘤肝转移的生存数据的报道，国际上仅有韩国的一篇个案报告过黑色素瘤肝转移，是黑色素瘤确诊 11 年后才发现的肝转移，但该个案患者生存数据缺失。总体上，对于皮肤黑色素瘤远处转移患者，中位总生存期为 7 ～ 8 个月。对于葡萄膜恶性黑色素瘤而言，出现肝脏转移的患者的中位生存期为 4 ～ 5 个月，1 年生存率为 10% ～ 15%。此外，对于葡萄膜恶性黑色素瘤而言，细胞类型是转移风险的独立预测因素，梭形细胞型预后最好，上皮样细胞型预后最差。

二、病例分享

【临床资料】

患者，女性，45 岁。

主诉：黑色素瘤术后 10 年，发现肝占位 3 周。

现病史：患者 2009 年 8 月于外院行左眼脉络膜黑色素瘤切除术，3 周前体检发现肝占位，于外院就诊，CT 检查提示转移瘤可能性大。

既往史：10 年前于外院行左眼脉络膜黑色素瘤切除术，术后植入义眼，余无特殊。

查体：体形正常，神态清晰，体温 36.3 ℃，脉搏 75 次 / 分，呼吸 17 次 / 分，血压 113/76 mmHg；全身皮肤未见黄染；体表未触及肿大淋巴结。左侧义眼植入，右侧对光反射灵敏；双耳听力正常；伸舌居中。双肺未闻及干湿啰音及胸膜摩擦音。心律齐，各瓣膜听诊区未闻及病理性杂音。腹软，无压痛、反跳痛及肌紧张，肝脾肋下、剑突下未触及；Murphy 征阴性。各生理反射存在，病理反射未引出。

【检查】

1. 实验室检查

血常规、血生化、凝血功能、肿瘤标志物未见显著异常。

2. 影像学检查

2019 年 11 月腹部 MRI：肝左外叶结节，结合病史考虑转移瘤可能性大。

【诊断】

左眼脉络膜黑色素瘤术后Ⅳ期；肝转移。

【治疗】

入院后完善相关检查，未见明确手术禁忌，于 2019 年 11 月行肝左外叶切除术。术中见肿瘤位于肝左外叶，大小约 2.5 cm × 2.5 cm，侵犯肝被膜。手术过程顺利，肿瘤完整切除，术中出血 50 mL。

术后病理（图 10-4-1）：（肝左外叶）肝组织内见肿瘤浸润，伴大量黑色素形成。结合病史及免疫组化结果，符合恶性黑色素瘤转移。转移灶直径 2.5 cm，累及肝被膜，肝切缘未见肿瘤。周围肝脂肪变性，局灶可见纤维化结节，直径 0.3 cm。免疫组化结果：Vimentin（3+），AE1/AE3（−），CD117（3+），

S -100（3+），Melan-A（3+），HMB-45（3+），Ki-67（30%）。

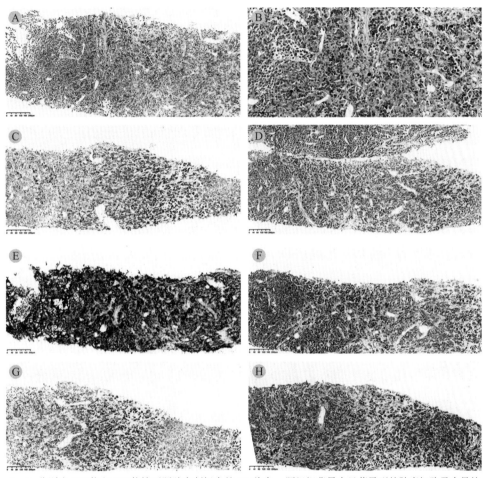

A、B. 分别为 100 倍镜和 200 倍镜下肝脏穿刺标本的 HE 染色，肝组织背景中显著异型的肿瘤细胞及大量的
黑色素沉着；C～H. 分别为 BRAF、HMB-45、Melan-A、Melan-Pan、S-100 及 Vimentin 的免疫组化染色，
均为强阳性表达。

图 10-4-1　肝转移性恶性黑色素瘤肝脏标本 HE 及免疫组化染色

【治疗结果、随访及转归】

患者手术后恢复良好，于 2019 年 12 月出院后定期随访。

【专家述评】

本例患者为中年女性，发现肝占位，具有恶性黑色素瘤病史，影像学
CT 和 MRI 均提示肝转移瘤可能，结合病史，考虑黑色素瘤肝转移诊断可能

性大。患者并无其他远处转移，一般状况良好，遂于 2019 年 11 月行肝左外叶切除术，术后病理检查明确为恶性黑色素瘤转移。黑色素瘤肝转移患者在临床表现和影像表现上均缺乏特异性，容易误诊、漏诊。瘤体较小时无症状，增大后主要表现为上腹部不适、阵发性腹痛、肝功能异常等相关症状。本病需与原发性肝癌、其他转移瘤及肝脓肿相鉴别，原发性肝癌常伴肝硬化及腹水，肿瘤依靠肝动脉供血，呈快进快出样强化，增强扫描动脉期见均匀或不均匀强化，肝实质无明显强化，门静脉和实质期病灶内对比剂迅速廓清，而肝实质显著强化；而本例患者无肝硬化病史，增强扫描病灶呈渐进性强化与之不符；典型肝转移瘤的特征性影像表现为"牛眼征"，原发灶以乏血供肿瘤（如胃肠道肿瘤和胰腺癌等）多见，强化多见于门静脉期；而黑色素瘤为富血供肿瘤，在动脉期即出现强化，可以与之鉴别；典型肝脓肿病灶形态规则，多呈类圆形，中央为脓腔，脓肿壁与周边水肿带呈现"双环征"，以部分病灶内气体影及气液平面为特征性表现。该患者有黑色素瘤病史，CT 和 MRI 提示转移瘤表现，后经手术病理确诊，诊断上较为明确。黑色素瘤一旦发生肝转移，预后极差，中位生存期仅约 7.5 个月，肝转移者的预后明显比其他部位转移者预后差。对于发生转移者可参考黑色素瘤诊疗原则，临床多采用姑息性治疗，结合化疗、免疫性治疗等治疗方式。对于具有肝脏寡转移的患者，在全面评估并经 MDT 讨论后，也可考虑手术切除，有望改善此类患者的预后。

撰写：魏家聪　张笑时

影像：姜　军

述评：龚彩凤

第五节　肝转移性孤立性纤维性肿瘤及病例分享

一、概述

【定义】

孤立性纤维性肿瘤（solitary fibrous tumor，SFT）根据世界卫生组织肿瘤分类第五版定义为具有特征性的组织学、免疫组织化学表现和 *NAB2-STAT6* 基因易位的一组纤维母细胞性肿瘤，ICD-O 编码为 8815/1，属交界性肿瘤。

【流行病学】

肝脏原发的孤立性纤维性肿瘤很少见，只有少数报道，通过英文文献检索，数量不足 90 篇，根据英文文献中报告的 85 例肝脏 SFT 患者，肝脏原发的孤立性纤维性肿瘤患者平均年龄为 57.1 岁（16 ～ 87 岁），女性似乎比男性更有易感性（1.4 ： 1.0），恶性特征的组织学发生率为 19.0%（16/84）。而孤立性纤维瘤转移至肝脏的报道仅发现 1 例，在该报道中，一共纳入了 15 例盆腔孤立性纤维性肿瘤，1 例（6.7%）术后出现了肝转移。由于对这种罕见疾病的临床病理学研究很少，而且影像学特征是非特异性的，这使得影像学诊断很困难，但病理诊断却比较有特征性。

【病因】

孤立性纤维性肿瘤起源于间叶来源的细胞，但是病因未知。已知的发病机制在于 12 号染色体长臂的臂内倒位导致的 *NAB2-STAT6* 基因融合，*NAB2* 的本质是转录调解因子，融合后，*NAB2* 会从转录抑制子变成转录激活子，从而进一步抑制 EGR1 的靶向基因（包括 *IGF2*、*FGFR1*）参与肿瘤的发生与进展。其他的机制包括 *ALDH1*、*EGFR*、*JAK2* 的高表达，*TERT* 启动子的激活突变。

【组织病理形态】

镜下肿瘤由卵圆到梭形的细胞构成，最特殊的特征是编织状、随机、无模式性的生长方式。肿瘤细胞密集区与稀疏区交替分布。细胞稀疏区胶原纤维丰富，可形成瘢痕结节样密集的胶原束，黏液样变常见；密集区肿瘤细胞胞质少，核染色质均匀，呈不规则排列，可表现为"旋涡"状、"席纹"状、"栅栏"状、血管外皮瘤样（"鹿角"样分支血管的特征）和"菊花团"样等结构。

18%（15/84）的肝原发性孤立性纤维性肿瘤具有恶性组织学特征。

（1）主要依据如下：①核分裂象＞4个/10 HPF；②肿瘤出血与坏死；③核多形性；④转移。

（2）次要依据如下：①肿瘤大小＞10 cm；②细胞异型性。

除此之外，WHO 中也强调了高细胞密度 / 浸润性边界。

【免疫组化】

CD34、Vimentin 和 Bcl-2 的免疫组织化学染色有助于区分 SFT 与其他肝脏肿瘤。但是 5% ～ 10% 的典型 SFT 对 CD34 不表达，并在上皮样肉瘤及 GIST 中也会有不同程度的表达，因此 CD34 染色不够敏感不够特异。

【分子病理特征】

NAB2–STAT6 基因融合的是 SFT 的特征性分子改变，*STAT6*（signal transducer and activator of transcription 6）融合后会被 *NAB2*（NGFI-A binding protein 2）"唤醒"表达，从而在细胞核中发挥促肿瘤效应。*STAT6* 融合的检测敏感特异性，可通过免疫组化初筛确定 *STAT6* 的表达，再通过反转录 PCR 对 *NAB2–STAT6* 的融合产物进行确认。

【预后】

原发于肝脏的孤立性纤维性肿瘤，约 19%（16/84）会表现出恶性生物学行为——复发，与原发于胸膜的孤立性纤维性肿瘤的复发率相似，为 20%～67%。若出现组织学恶性特征，复发率约 27%（4/15，随访 9 个月～ 6 年），远处转移率约 53%（8/15，随访 1 个月～6 年）。

二、病例分享

【临床资料】

患者，男性，43 岁。

主诉：脑恶性肿瘤切除术后 7 年肝转移。

现病史：患者 2013 年因头痛就诊于外院，行小脑占位切除，术后病理示间变性血管外膜细胞瘤，术后行手术野放疗 54 Gy/27 f/2 Gy。后定期复查，2020 年 11 月突发腹痛，于外院急诊行介入治疗后，行肝右叶切除术，术后病理示间变性血管外膜细胞瘤。

既往史：无特殊。

个人史：否认高血压、糖尿病等慢性病史。

婚育史：未婚未育。

家族史：否认恶性肿瘤家族史。

查体：右上腹及颅底陈旧性手术瘢痕。腹平坦，未见腹部包块，腹软，无压痛、反跳痛、肌紧张。肝肋下未触及，肝区无叩痛，Murphy 征阴性。移动性浊音阴性。肠鸣音 3 次 / 分。心肺查体无特殊。

【检查】

病理会诊如下。

（1）后颅窝右横窦：形态及免疫组化染色结果，符合孤立性纤维性肿瘤 / 血管外皮瘤（WHO Ⅱ 级），原单位免疫组化结果显示 CD34（部分 2+），CD99（＋），EMA（－），PR（－），Ki-67（20%）。

（2）肝：肝组织中见梭形细胞肿瘤浸润，核分裂象易见 [（8～14）个/ 10 HPF]，伴坏死，结合病史（对比前次后颅窝右横窦手术切片）、免疫组化，形态符合转移性孤立性纤维性肿瘤 / 血管外皮瘤。转移瘤较原发瘤分化差，呈 WHO Ⅲ 级改变。肿瘤未累及肝被膜。肝切缘未见肿瘤。肿瘤内及周围肝组织可见散在均质蓝染物沉着伴少量异物巨细胞反应。请结合临床综合考虑。

原单位免疫组化结果：STAT6（2+），Bcl-2（+），CD99（+），Vimentin（3+），PDGFR-α（2+），SDHB（2+），INI-1（+），CK（−），EMA（−），CK18（−），Hepatocyte（−），CD56（−），Syn（−），Desmin（−），SMA（−），Actin（HHF35）（−），S-100（−），DOG1（−），CD117（−），CD34（−），CD31（−），FLI-1（−），CD19（−），Ki-67（20%）。

原单位特殊染色结果：网织纤维染色（肿瘤细胞巢周围＋）。

（3）网膜：网膜组织表面见增生的梭形细胞成分，伴出血，不能完全除外肿瘤。

（4）胃壁：胃壁外见增生的梭形细胞伴出血，免疫组化染色结果显示为肌纤维母细胞，目前未见肯定肿瘤证据。

原单位免疫组化结果：Actin（HHF35）（2+），SMA（2+），PDGFR-α（+），SDHB（+），CD31（血管+），CD34（血管+），CD117（−），DOG1（−），Desmin（−），CR（−），S-100（−），ALK（−），FLI-1（−），Ki-67（10%）。

【治疗经过】

患者进行病理诊断后未在我院进一步治疗。

【专家述评】

本例患者为中年男性，既往有脑部肿瘤手术及放疗史，本次检查发现肝脏占位，经介入及手术切除后，术后病理证实为转移性孤立性纤维性肿瘤 / 血管外皮瘤。孤立性纤维性肿瘤是一种罕见的间叶性肿瘤，其组织学特征包括胞质淡染、大小一致的成纤维细胞样梭形细胞和分支血管外皮细胞瘤样血管。孤立性纤维性肿瘤肝转移十分罕见，文献报道较少，因此缺少影像学方面的特征性改变，诊断主要以病理学诊断为主，其病理学表现具有一定特征，主要表现为编织状、随意、无模式性的生长方式；CD34、Vimentin 和 Bcl-2 的免疫组织化学染色及特征性的 *NAB2–STAT6* 基因融合有助于其诊断和鉴别诊断。在临床工作中，孤立性纤维性肿瘤肝转移的诊治更需要结合病史、影像学检查及病理检查的结果，采用 MDT 模式，为患者制定最为适合的治疗方案。

撰写：魏家聪　徐博文

述评：闫　东

第六节　肝转移性神经内分泌肿瘤及病例分享

一、概述

【定义】

神经内分泌肿瘤（neuroendocrine neoplasm，NEN）泛指起源于肽能神经元和神经内分泌细胞、表现为从低度恶性到高转移性等明显恶性特征的一系列异质性肿瘤。NEN 可发生于体内许多器官与组织，最常见于胃肠道、胰腺、肺等部位。神经内分泌肿瘤是仅次于腺癌的第二常见的肝转移肿瘤类型。NEN 生物学行为多样且临床表现缺乏特异性，因此超过一半的患者在初次诊断时已存在远处转移，肝脏为最常见的转移部位，约占 85%，其次是肺、骨及脑。研究表明，神经内分泌肿瘤肝转移（neuroendocrine liver metastases，NELM）是影响 NEN 预后最重要的负面因素之一。

【流行病学】

近年来全球各地区的 NEN 的发病率呈持续上升趋势。全球 NEN 的发病率存在较明显的地区差异，欧美国家 NEN 发病率整体相对偏高，而亚洲各国发病率较低。美国 1973 年 NEN 发病率为 1.09/10 万，2016 年已升至 8.4/10 万，增长了近 8 倍。全国肿瘤登记中心的一项最新研究表明，基于中国人群的癌症监测点数据，NEN 在中国人群的发病率已达到 4.1/10 万，我国胰腺和直肠 NEN 最普遍。随着年龄的增长，NEN 的发病率逐渐上升；不同种族间比较发现黑种人人群的 NEN 发病率较高，为黄种人的 2.3 倍。

据统计 NELM 的患病率为 27%～60%，18%～25% 的患者因首发肝脏相关症状而就诊，尤其是原发于小肠、胰腺等部位的 NEN，小肠来源的NEN 占所有神经内分泌肿瘤肝转移的一半以上。瑞典癌症登记处的 7334 例NEN 患者数据显示，相比于腺癌，NEN 显示出对肝转移的相对倾向性，并且在 1824 例检测到远处转移的 NEN 患者中，82% 的患者发生肝转移。因此对 NEN 患者进行及时全面的肝转移检测与监测是必要的。

副神经节瘤大部分为散发性病例，但约 40% 为遗传性病例，遗传性病例的平均发病年龄为 24.9 岁，低于散发性病例的 43.9 岁，发病率无性别差异。转移性副神经节瘤的发病率低于 1/100 万，有 15%～25% 的副神经节瘤患者可能发生转移性疾病，初次诊断时出现转移的情况较为罕见。关于副神经节瘤肝转移的病例目前国内外仅见少量个案报道，尚未见较大宗队列研究。

【组织病理形态】

肝转移性神经内分泌肿瘤镜下形态与原发灶神经内分泌肿瘤类似。

NET 常界限较清，切面实性，细腻、均匀，有些肿瘤颜色发黄，瘤细胞较为一致，圆形，有中等量胞质，染色质颗粒状弥散分布，呈现"椒盐"状胞核；瘤细胞可排列成实性巢状、腺泡状、条索状。肿瘤间质可见丰富血管。小细胞 NEC 的肿瘤细胞直径小于 3 个淋巴细胞，大细胞 NEC 的肿瘤细胞直径大于 3 个淋巴细胞。小细胞 NEC 呈浸润性生长，坏死明显，细胞小至中等大，胞质很少似裸核样，染色质呈细颗粒状，核仁不明显，核分裂象多见。大细胞 NEC 亦可见明显坏死，有中等量的胞质，核大、圆至椭圆，染色质呈粗块状，核仁明显，核分裂象通常不如小细胞癌多。副神经节瘤细胞呈卵圆或多角形，较正常大，胞质嗜酸，核可有异型性，但核分裂象少见；瘤细胞通常排列呈巢状器官样结构（zellballen 模式），巢索之间血窦丰富。

常见的胃肠胰来源 NEN 包括两类：高分化 NET 和低分化 NEC，分类标准主要根据核分裂象和 Ki-67 增殖指数确定。神经内分泌肿瘤包括 NET G1，核分裂象＜ 2 个 $/2\,mm^2$，Ki-67 增殖指数＜ 3%；NET G2，核分裂象（2 ～ 20）个 $/2\,mm^2$，Ki-67 增殖指数为 3% ～ 20%；NET G3，核分裂象＞ 20 个 $/2\,mm^2$，Ki-67 增殖指数＞ 20%，但一般＜ 55%，且形态学分化尚好。神经内分泌癌分为大细胞 NEC 和小细胞 NEC 两种类型，核分裂象＞ 20 个 $/2\,mm^2$，Ki-67 增殖指数＞ 20%。肺及胸腺来源 NEN 分类是根据肿瘤坏死程度及形态及核分裂象进行判断的：低级别，典型类癌，核分裂象＜ 2 个 $/2\,mm^2$，无坏死；中级别，非典型类癌，核分裂象（2 ～ 10）个 $/2\,mm^2$，无坏死或小灶斑片坏死；高级别，肺大细胞 NEC 与肺小细胞 NEC，核分裂象＞ 10 个 $/2\,mm^2$，可见大片坏死。

研究发现大部分 NET 发生肝转移时转移病灶 NET 分级会升高，少数会降级。由于 NET 和 NEC 的分子改变机制不同，所以在 NET 进展过程中常见现象是从 NET G1/G2 转变为 NET G3，而不是 NEC。但是，NET G3 是否有可能向 NEC 转化尚不清楚。

【免疫组化】

诊断肝转移性 NEN 所需基本的免疫组化项目有上皮标志物（如 CK、CK8/18 等）、神经内分泌标志物（Syn、CgA、CD56 等）、Ki-67 增殖指数。还可根据情况加做 INSM1、SSTR2、SSTR5、MGMT 等。TTF-1 在肺来源的

NEN 常为阳性，但在胸腺 NEN 常为阴性；CDX-2 对胃肠来源的 NEN 有提示作用；ISL1 可鉴别胰腺来源的 NEN。副神经节瘤上皮标志物阴性，神经内分泌标志物阳性，S-100、SOX10 和 GFAP 显示瘤巢周围明显支持细胞阳性。另外，有研究报道 GATA3 在副神经节瘤为阳性，在胃肠胰来源 NEN 为阴性，可用于鉴别诊断。对于分泌激素的功能性 NEN 可进行特定激素免疫组化检测如胰岛素、生长抑素、胰高血糖素、胃泌素、促肾上腺皮质激素等。

如若出现根据病理学形态和细胞增殖指数仍难分类的病例，可免疫组化检测 TP53、RB1、ATRX、DAXX 蛋白表达，协助鉴别分化较好的 NET G3 或分化差的 NEC。

【分子病理特征】

大多数 NEN 是散发性的，NEN 相关遗传综合征包括多发性内分泌肿瘤 I 型（multiple endocrine neoplasia-I，MEN-I）、多发性内分泌肿瘤 II 型（multiple endocrine neoplasia-II，MEN-II）、VHL 综合征、神经纤维瘤病和结节性硬化症。*RET* 原癌基因的突变与 MEN-2A 相关。目前对于散发性 NEN 的遗传改变所知甚少。

NET 与 NEC 的分子病理特征显著不同。对于小细胞 NEC，无论原发部位如何，其特征分子改变在于 TP53 和（或）RB1 的双等位基因失活。大细胞 NEC 是一组更具有异质性的肿瘤，在不同的起源部位显示出多变的遗传谱系，如肺大细胞 NEC 的分子改变部分与小细胞 NEC 相似，部分则类似于非小细胞肺癌在 *KRAS*、*STK11/KEAP1* 中具有突变。NET 常显示出显著的位点特异性表观遗传变化。在胰腺中，NET 可在 MEN1、DAXX、ATRX、PTEN 和 mTOR 信号通路分子中表现出体细胞突变，散发性 NET 还存在 DNA 修复基因 *MUTYH*、*CHEK2* 和 *BRCA2* 的胚系突变。胃肠 NET 尚未发现明确的特征性分子改变，有报道称胃肠道 NET 最常见的突变基因是 *CDNK1B*，其在 8% 的小肠 NET 中存在突变。由于 NET 常表现富血管背景，因此抑制血管内皮生长因子可考虑成为相关的治疗选择。

　　大多数副神经节瘤是散发性的，但研究表明高达 40% 的病例为遗传性肿瘤并与至少 20 个已知易感基因的胚系和（或）体细胞突变有关，这些易感基因中，最重要且常见的是 *SDHx* 基因、*RET* 基因、*VHL* 基因及 *NF1* 基因突变，它们来自广泛的功能类别，与肿瘤的发生机制相关。经研究发现，副神经节瘤患者发生远处转移、局部复发或区域淋巴结转移与多种分子改变显著相关，包括 *MAML3* 融合基因、*SDHB* 胚系突变、*SETD2* 或 *ATRX* 基因体细胞突变、高体细胞突变总数、Wnt 通路改变及高甲基化亚型，这些改变会导致患者无病生存时间减少，与不良预后相关。

　　目前，关于 NELM 相关分子改变的研究正在不断探索中。国内研究通过对 50 例结直肠 NEN 的突变模式进行检测，发现肝转移组患者的突变负荷明显高于非肝转移组，且更容易发生杂合性缺失；另外，*AID/APOBEC* 家族可能在结直肠 NEN 肝转移的进程中发挥了作用。国外有研究对 12 例小肠 NEN 伴肝转移患者的正常组织、原发部位及肝转移灶进行二代测序观察分子差异，发现肝转移灶具有较一致的 PMP22 低表达情况，而相比于正常组织，SERPINA10 和 SYT13 的高表达是肿瘤原发灶及转移灶的特征。

　　分子病理检测对于 NEN 的常规诊断不是必需的，但在特定情况下可能会有所帮助，如有助于区分 NET G3 和 NEC。

【鉴别诊断】

　　（1）肝原发性神经内分泌肿瘤：肝脏神经内分泌肿瘤多由胃肠道、胰腺等原发部位转移所致，仅少数原发于肝脏，通过生长抑素受体显像等可查找原发病灶，且典型的 NELM 在 CT 上可表现为"牛眼征"，这对于诊断原发性和转移性 NEN 有重要价值。有研究发现肿瘤偏小（≤ 3 cm）、多发、同时发生于肝左右叶对于诊断转移性肝神经内分泌肿瘤具有一定指导意义。由于肝原发 / 转移性神经内分泌肿瘤的病理形态学及免疫组化基本类似，所以全面细致的全身检查及长期随诊观察是十分必要的。

（2）肝转移性腺癌：转移性腺癌是最常见的继发性肝癌。用于肝转移癌鉴别诊断的免疫组化标志物主要包括细胞角蛋白（CK7、CK19 和 CK20）、神经内分泌标志物（CD56、Syn 和 CgA）和组织特异性标志物（CDX2、SATB2、TTF-1、GCDFP-15 等）。转移性腺癌神经内分泌标志物通常为阴性。

（3）肝细胞癌：肝细胞癌通常发生于肝硬化背景下，继发性肝癌通常发生在非肝硬化肝实质。诊断常用免疫组化标志物有 AFP、GPC-3、CD34 显示肝窦毛细血管化、Arginase-1、HepPar-1、GS。神经内分泌标志物通常为阴性。

（4）肝内胆管癌：胆管上皮标志物（CK7、CK19、muc-1 等）为阳性。

【治疗及预后】

临床分期及病理分级是 NEN 影响患者预后的重要指标，大部分 NEN 患者预后较好，通常 G1 级 NET 的预后最好，随分级增高、分化变低，预后变差。美国一项研究显示，无转移 NEN 患者的中位生存期较长，常常超过 30 年，而存在区域转移和远处转移的 NEN 患者中位生存期明显缩短，分别为 10 年及 12 个月。在加拿大，无转移和远处转移 NEN 患者 10 年生存率分别为 68.2% 和 17.5%。有报道称 NEN 肝转移患者死亡风险较无转移患者增加了约 6.1 倍，5 年总生存率仅为 13% ～ 54%。来自 SEER 数据库的一项大宗队列研究表明在 2003 例Ⅳ期 NEN 患者中 1459 例（72.84%）患者有肝转移，有或无肝转移患者的 5 年肿瘤特异性生存率分别为 41.14% 和 93.19%。肿瘤分级增加、肿瘤体积变大、晚期 T 分期和淋巴结转移可显著增加肝转移的风险。此外，空肠、回肠和结肠 NEN 的肝转移风险更高。

转移性副神经节瘤患者的 5 年生存率为 12% ～ 84%。一项纳入了上千例转移性副神经节瘤患者的荟萃分析显示，这些患者的总死亡率、5 年死亡率和 10 年死亡率分别为 43% ～ 63%、24% ～ 51% 和 17% ～ 42%。一项关于 169 例转移性嗜铬细胞瘤及副神经节瘤患者的多中心回顾性研究显示中位生存时间为 6.7 年，发生部位（颈部及颅底）、年龄小于 40 岁、儿茶酚胺水平增高 5 倍以下及低增殖指数 [有丝分裂≤ 3 个 /2 mm² 和（或）Ki-67 ≤ 2%] 与较好的预后相关。肾上腺嗜铬细胞瘤和副神经节瘤分级系统基于副神经节瘤生长模式、细胞结构、坏死和血管或包膜浸润，并辅以肿瘤的 Ki-67 指数和儿茶酚胺类型进行评分，可将副神经节瘤分为高分化（分数 0 ～ 2 分）、中分化（分数 3 ～ 6 分）或低分化（分数 7 ～ 10 分）类别，较高的肾上腺嗜铬细胞瘤和副神经节瘤评分与肿瘤复发和远处转移的较高风险显著相关。

二、病例分享

实例 1：肝转移性神经内分泌肿瘤

【临床资料】

患者，男性，35 岁。

主诉：体检发现肝占位 4 月余。

现病史：患者 4 个月前体检发现胰腺占位伴肝多发转移，2020 年 11 月于外院行胰腺占位穿刺活检，病理结果显示神经内分泌肿瘤，倾向 G2，Ki-67（8%），Syn（＋），CgA（＋）。后于 2021 年 2 月于外院行 Ga68-PET-CT 检查示胰腺尾部病灶伴肝内多发病灶，均未见明显生长抑素受体表达。MRI 示胰腺尾部占位，约 1.9 cm×1.4 cm，考虑神经内分泌肿瘤，肝脏多发结节。2021 年 2 月于外院肝穿刺病理示神经内分泌肿瘤（G2），Ki-67（10%），Syn（＋），CgA（＋）。2022 年 3 月 11 日于本院再次复查 MRI 示胰腺尾部结节，1.6 cm×1.2 cm。肝内多发转移瘤。

既往史：体健，无基础疾病，否认肝炎病史。

查体：体形正常，神志清晰；体温 36.1 ℃，脉搏 81 次 / 分，呼吸 18 次 / 分，血压 141/99 mmHg；全身皮肤黏膜未见黄染、浅表淋巴结未触及明显肿大。腹软，全腹无压痛、反跳痛，肝脾肋下、剑突下未触及，Murphy 征阴性。入院辅助检查未见明显异常，病毒指标全部为阴性。

【检查】

1. 实验室检查

血常规、血生化及凝血功能、肿瘤标志物均未见明显异常。

2. 影像学检查

2021 年 2 月外院 MRI（图 10-6-1）：胰腺尾部占位，约 1.9 cm × 1.4 cm，考虑神经内分泌肿瘤，肝脏多发结节。2022 年 3 月 11 日本院 MRI 示胰腺尾部结节，边缘略分叶，约 1.6 cm × 1.2 cm，T_1WI/DUAL 低信号，T_2WI/FS 中高信号，DWI 高信号，增强扫描轻中度边缘强化，低于胰腺实质，考虑神经内分泌肿瘤；肝脏散在多发结节，大者约 1.2 cm，T_1WI/DUAI 低信号，T_2WI/FS 中高信号，DWI 高信号，增强扫描呈环形强化，考虑肝多发转移瘤。

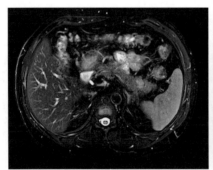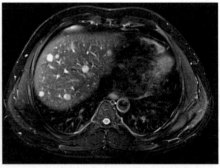

图 10-6-1　腹部 MRI 显示胰尾部肿瘤，约 1.6 cm×1.2 cm，肝内多发转移瘤，大者约 1.2 cm（箭头示）

3. 病理检查

2020 年 11 月于外院行胰腺占位穿刺活检示神经内分泌肿瘤，倾向 G2，Ki-67（8%），Syn（+），CgA（+）。2021 年 2 月外院肝穿刺病理示神经内分泌肿瘤（G2），Ki-67（10%），Syn（+），CgA（+）。

【诊断】

肝继发恶性肿瘤（胰腺神经内分泌肿瘤肝转移）；胰腺恶性肿瘤（胰腺神经内分泌肿瘤）。

【治疗】

患者于我院门诊就诊后考虑行手术治疗，入院后积极完善相关检查，如凝血功能、血生化、肝脏肿瘤标志物等，无手术禁忌，完善手术规划，2021年3月在全麻下行腹腔镜下胰体尾切除术＋开腹探查肝Ⅳ部分＋肝Ⅶ段切除＋肝多发转移瘤切除术，术后病理示胰腺神经内分泌肿瘤，NET G2，可见神经侵犯及脉管瘤栓（图10-6-2）。肿瘤最大径2.2 cm，肿瘤局灶累及胰腺被膜纤维脂肪组织，胰腺断端未见病变，脾组织淤血改变。肝内多发神经内分泌肿瘤，NET G2，查见共30灶。最大径1.6 cm。部分累及肝被膜。肝Ⅲ段部分肿瘤结节周围未见正常肝组织，余肿瘤结节肝切缘净。周围肝组织脂肪变性。pTNM分期为T2NxM1a。免疫组化结果：胰腺肿瘤AE1/AE3（3+），CD56（3+），ChrA（3+），Syn（3+），Ki-67（热点区约3%），S-100（3+），SSTR2（－）；肝肿瘤AE1/AE3（3+），CD56（3+），ChrA（3+），Syn（3+），Ki-67（热点区约5%）（图10-6-3）。

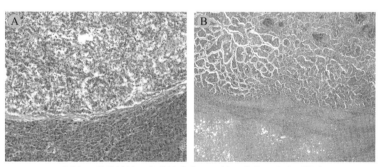

A. 原发于胰腺的神经内分泌肿瘤；B. 神经内分泌肿瘤肝转移。

图10-6-2　胰腺神经内分泌肿瘤及肝转移瘤的病理图片（HE染色：100×）

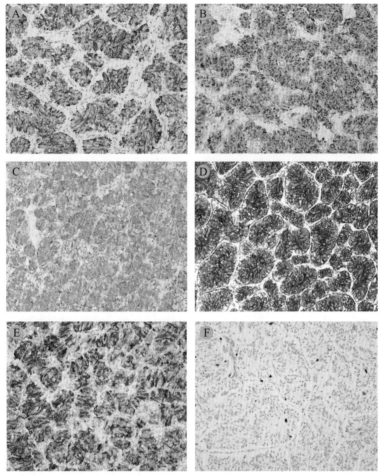

A. AE1/AE3 染色；B. S-100 染色；C. Syn 染色；D. CD56 染色；E. ChrA 染色；F. Ki-67 染色。

图 10-6-3　胰腺神经内分泌肿瘤及肝转移瘤的病理图片（免疫组化染色：200×）

【治疗结果、随访及转归】

术后患者出现切口裂开，给予清创缝合后好转，术后 1 个月补充射频消融术及化疗，CT 和 MRI 检查未见明显转移复发迹象。2022 年 8 月随访，目前患者诉无不适症状，自觉恢复良好。

实例 2：肝转移性副神经节瘤

【临床资料】

患者，男性，55 岁。

主诉：腹膜后副神经节瘤 10 年余，发现肝占位 1 个月。

现病史：患者 10 年前因左腹膜后副神经节瘤行左腹膜后副神经节瘤切除 +
左肾切除 + 脾切除 + 胰体尾切除术 + 降结肠部分切除术。1 年余前患者复
查 MRI 检查示右侧肾上腺区与肝右叶间肿物影，大小约 20.3 cm×12.2 cm，
嗜铬细胞瘤伴大片坏死可能性大，需警惕恶变。穿刺活检病理示恶性副神经
节瘤转移。患者为进一步诊治来院。

既往史：体健，无基础疾病，否认肝炎病史。

查体：体形正常，神志清楚；体温 36.3 ℃，脉搏 70 次 / 分，呼吸 19 次 / 分，
血压 119/82 mmHg；腹部查体示腹软，腹部可见前次手术瘢痕，全腹无压痛、
反跳痛，肝脾肋下、剑突下未触及，Murphy 征阴性。

【检查】

1. 实验室检查

血常规、血生化、凝血功能及肿瘤标志物未见明显异常，患者病毒指标
全部为阴性。

2. 影像学检查

（1）2020 年 1 月腹部增强 MRI（图 10-6-4）：右侧肾上腺区肿物影，大
小约 20.3 cm×12.2 cm，T_1WI 呈稍低信号，T_2WI/FS 呈外周高内部稍高信号，
增强扫描外周明显强化，内部始终未见强化，DWI 扩散受限，病变与肝脏右
后叶无明显分界，周围脏器受压改变，右侧肾上腺来源？嗜铬细胞瘤伴大片
坏死可能性大，警惕恶变。

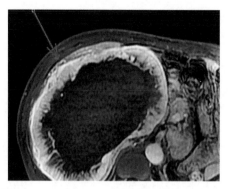

图 10-6-4　腹部 MRI 治疗前肿物（箭头示）

（2）2020 年 8 月（6 个周期化疗后）复查腹部增强 MRI：右侧肾上腺区肿物影，大小约 11.1 cm×8.3 cm，较前缩小，病变与肝脏右后叶无明显分界，周围脏器受压改变较前减轻。2021 年 3 月 26 日介入治疗后 PET-CT 示肝右叶与右侧肾上腺间软组织肿物，较前缩小，伴代谢增高，考虑治疗后改善，仍有肿瘤残存可能。肝右后叶被膜下片状低密度影，未见代谢增高，倾向治疗后改变。右侧肾上腺增粗，伴代谢增高。

（3）2021 年 4 月术前 MRI（图 10-6-5）：肝右叶下段被膜处可见肿物影，较前缩小，现约 5.6 cm×4.9 cm，T_1WI 边缘呈稍低信号、中央见更低信号区，T_2WI/FS 边缘呈不均匀稍高信号、中央见高信号，DWI 边缘高信号、内部等信号，增强扫描边缘环形强化、内部未见明确强化，考虑肿瘤治疗后改变。

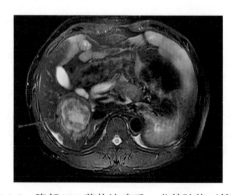

图 10-6-5　腹部 MRI 药物治疗后、术前肿物（箭头示）

3. 病理检查

2020 年 1 月肝穿刺病理结果显示（肝脏）诊断意见结合病史及免疫组化染色结果，符合恶性副神经节瘤转移。免疫组化结果显示 Syn（3+），ChrA（3+），CD56（3+），AFP（−），CD34（−），GPC-3（−），Hepatocyte（−），Ki-67（15%），S-100（支持细胞 +），AE1/AE3（−）。

【诊断】

肝继发恶性肿瘤（腹膜后副神经节瘤肝转移）；腹膜后副神经节瘤术后。

【治疗】

患者 10 年前行"左腹膜后副神经节瘤切除 + 左肾切除 + 脾切除 + 胰体尾切除术 + 降结肠部分切除术"，复查发现副神经节瘤转移，于 2020 年 1 月至 2020 年 8 月行 6 个周期替吉奥 + 替莫唑胺治疗，6 个周期复查提示部分缓解。患者于 2020 年 9 月、11 月分别行 2 次介入治疗。泌尿外科会诊后考虑口服酚苄明 2 周后手术治疗，入院后积极完善相关检查，如凝血功能、血生化、肝脏肿瘤标志物等，无手术禁忌，完善手术规划，于 2021 年 5 月 18 日行全麻下肝右后叶切除术，术后病理示结合病史、形态及免疫组化结果，符合副神经节瘤肝转移，肿瘤细胞明显退变，伴大片凝固性坏死及间质纤维化，符合重度治疗后改变（图 10-6-6）。肿瘤紧邻基底切缘，未累及肝被膜。周围肝组织汇管区可见淋巴细胞浸润，伴轻度肝细胞脂肪变性，另见肾上腺组织，未见肿瘤累及。送检肝组织可见少许明显退变的肿瘤残存。免疫组化结果显示 AE1/AE3（−），Vimentin（3），CD56（3+），ChrA（2+），Syn（3+），HMB-45（−），Melan-A（−），S-100（支持细胞 +），EMA（−），Inhibin（−），CD31 及 F8（显示增生血管），Ki-67（热点区 5%）（图 10-6-7）。

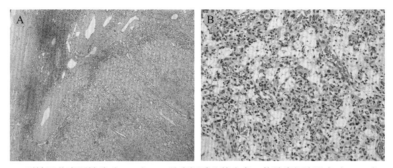

A. 副神经节瘤肝转移（40×）；B. 肿瘤间质血管丰富，伴肿瘤细胞退变（200×）。

图 10-6-6　副神经节瘤肝转移的病理图片（HE 染色）

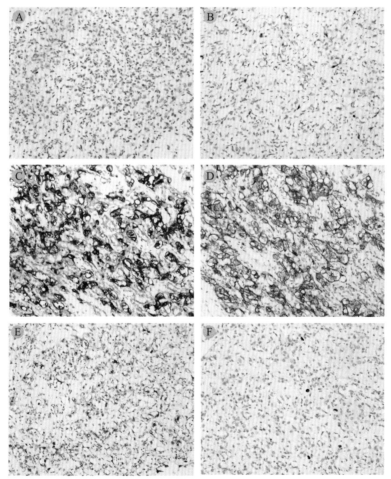

A. AE1/AE3 染色；B.S-100 染色；C. Syn 染色；D. CD56 染色；E.ChrA 染色；F. Ki-67 染色。

图 10-6-7　副神经节瘤肝转移的病理图片（免疫组化染色：200×）

【治疗结果、随访及转归】

术后 1 个月（2021 年 6 月）复查，凝血功能、血生化、肝脏肿瘤标志物未见明显异常，CT 和 MRI 检查未见明显转移复发迹象。术后 4 个月（2021 年 9 月）复查，MRI 检查未见明显转移复发迹象。2022 年 6 月随访，目前患者诉无不适症状，自觉恢复良好。

【专家述评】

虽然神经内分泌肿瘤是一类少见的肿瘤，随着医疗诊断水平的不断进展，NET 检出率提高，发病人数逐年增多。肝脏是其最常见的转移部位，肝转移也是影响患者预后的重要的因素之一。神经内分泌肿瘤肝转移的表现可以多种多样，本篇以胰腺神经内分泌肿瘤肝转移和副神经节瘤肝转移为例，介绍了神经内分泌肿瘤肝转移的大致诊治流程，在影像学方面，其常常为多发病灶，边缘较为清晰，并呈现强化不一的特征，主要取决于肿瘤的血供、坏死和出血等因素。在治疗方面，综合治疗是神经内分泌肿瘤肝转移治疗的关键。对于局部可切除的转移灶，手术切除往往是首选的治疗手段。对于广泛性肝转移，包括生长抑素、靶向药、化疗药等治疗药物则是有效的治疗选择，有助于控制肿瘤生长、调节激素分泌症状并延长患者生存期。另外核素治疗、介入治疗及放射治疗在特定的情况下也能发挥重要的作用。总体来讲，神经内分泌肿瘤肝转移是一种复杂的疾病，需要结合原发灶的部位、分化程度、肝转移灶的数量、分布等多方面因素，以多学科诊疗为基础，开展个体化的综合治疗。

撰写：祝心怡　魏家聪　张搏伦

影像：姜　军

述评：黄　振

参考文献

[1] SHI Y N, LI Y, WANG L P, et al. Gastrointestinal stromal tumor（GIST）with liver metastases：an 18-year experience from the GIST cooperation group in North China. Medicine（Baltimore）, 2017, 96（46）: e8240.

[2] WANG M X, DEVINE C, SEGARAN N, et al. Current update on molecular cytogenetics, diagnosis and management of gastrointestinal stromal tumors. World J Gastroenterol, 2021, 27（41）: 7125-7133.

[3] BRENNAN M F, ANTONESCU C R, MORACO N, et al. Lessons learned from the study of 10, 000 patients with soft tissue sarcoma. Ann Surg, 2014, 260（3）: 416-421; discussion 421-422.

[4] SMITH H G, MEMOS N, THOMAS J M, et al. Patterns of disease relapse in primary extremity soft-tissue sarcoma. Br J Surg, 2016, 103（11）: 1487-1496.

[5] OKAMOTO M, MATSUOKA M, SOMA T, et al. Metastases of soft tissue sarcoma to the liver：a historical cohort study from a hospital-based cancer registry. Cancer Med, 2020, 9（17）: 6159-6165.

[6] SHI W, CHEN J, WU T, et al. Clinical diagnosis and treatment of metastatic liver leiomyosarcoma in 5 cases. Chinese Journal of General Surgery, 2020, 35（8）: 637-639.

[7] THOMPSON L D R, WHALEY R D. Lymphoepithelial carcinoma of salivary glands. Surg Pathol Clin, 2021, 14（1）: 75-96.

[8] 张曙光, 尹西腾, 徐文光, 等. 腮腺淋巴上皮癌 22 例临床分析. 口腔疾病防治, 2021, 29（6）: 400-405.

[9] ZHAO W, DENG N, GAO X, et al. Primary lymphoepithelioma-like carcinoma of salivary glands：a clinicopathological study of 21 cases. Int J Clin Exp Pathol, 2014, 7（11）: 7951-7956.

[10] WHELAN A, AL-SAYED A A, BULLOCK M, et al. Primary parotid lymphoepithelial carcinoma：a case report and literature review of a rare pathological entity. Int J Surg Case Rep, 2020, 72: 610-614.

[11] SO J K, HONG J Y, CHUNG M W, et al. A case of metastatic melanoma in the liver mimicking hepatocellular carcinoma. J Liver Cancer, 2021, 21（1）: 92-96.

[12] SINGH M，DURAIRAJ P，YEUNG J. Uveal melanoma：a review of the literature. Oncol Ther，2018，6（1）：87-104.

[13] BENNETT D C. Genetics of melanoma progression：the rise and fall of cell senescence. Pigment Cell Melanoma Res，2016，29（2）：122-140.

[14] SHAIN A H，YEH I，KOVALYSHYN I，et al. The genetic evolution of melanoma from precursor lesions. N Engl J Med，2015，373（20）：1926-1936.

[15] Cancer Genome Atlas Network. Genomic classification of cutaneous melanoma. Cell，2015，161（7）：1681-1696.

[16] LEE S，BARNHILL R L，DUMMER R，et al. TERT promoter mutations are predictive of aggressive clinical behavior in patients with spitzoid melanocytic neoplasms. Sci Rep，2015，5：11200.

[17] YUGAWA K，YOSHIZUMI T，MANO Y，et al. Solitary fibrous tumor in the liver：case report and literature review. Surg Case Rep，2019，5（1）：68.

[18] MAGRO G，SALVATORELLI L，PIOMBINO E，et al. Solitary fibrous tumor with atypical features of the paravesical space：benign clinical course at the 10-years follow-up. Report of a case and review of the literature. Pathologica，2020，112（4）：200-209.

[19] CHEN N，SLATER K. Solitary fibrous tumour of the liver-report on metastasis and local recurrence of a malignant case and review of literature. World J Surg Oncol，2017，15（1）：27.

[20] LI X M，RENG J，ZHOU P，et al. Solitary fibrous tumors in abdomen and pelvis：imaging characteristics and radiologic-pathologic correlation. World J Gastroenterol，2014，20（17）：5066-5073.

[21] DEMICCO E G，WANI K，INGRAM D，et al. TERT promoter mutations in solitary fibrous tumour. Histopathology，2018，3（5）：843-851.

[22] HERMANS B C M，DE VOS-GEELEN J，DERKS J L，et al. Unique metastatic patterns in neuroendocrine neoplasms of different primary origin. Neuroendocrinology，2021，111（11）：1111-1120.

[23] DASARI A，SHEN C，HALPERIN D，et al. Trends in the incidence，prevalence，and survival outcomes in patients with neuroendocrine tumors in the United States. JAMA Oncol，2017，3（10）：1335-1342.

[24] RIIHIMÄKI M，HEMMINKI A，SUNDQUIST K，et al. The epidemiology of metastases in neuroendocrine tumors. Int J Cancer，2016，139（12）：2679-2686.

[25] 徐艳玲，宋词，胡平，等. 神经内分泌肿瘤的流行现状. 中华医学杂志，2022，102（14）：1042-1046.

[26] FAN J H，ZHANG Y Q，SHI S S，et al. A nation-wide retrospective epidemiological study of gastroenteropancreatic neuroendocrine neoplasms in China. Oncotarget，2017，8（42）：71699-71708.

[27] SHEN C，GU D，ZHOU S，et al. Racial differences in the incidence and survival of patients with neuroendocrine tumors. Pancreas，2019，48（10）：1373-1379.

[28] METE O，ASA S L，GILL A J，et al. Overview of the 2022 WHO classification of paragangliomas and pheochromocytomas. Endocr Pathol，2022，33（1）：90-114.

[29] 高寅洁，崔云英，马晓森，等. 嗜铬细胞瘤 / 副神经节瘤患者肿瘤切除术后复发和转移的特征分析. 中华医学杂志，2022，102（10）：729-734.

[30] 中国抗癌协会神经内分泌肿瘤专业委员会. 中国抗癌协会神经内分泌肿瘤诊治指南（2022 年版）. 中国癌症杂志，2022，32（6）：545-580.

[31] 罗杰，史艳芬. 胃肠胰神经内分泌肿瘤病理诊断的困境与挑战. 中华医学杂志，2022，102（14）：996-999.

[32] MAMILLA D，MANUKYAN I，FETSCH P A，et al. Immunohistochemical distinction of paragangliomas from epithelial neuroendocrine tumors-gangliocytic duodenal and cauda equina paragangliomas align with epithelial neuroendocrine tumors. Hum Pathol，2020，103：72-82.

[33] ORONSKY B，MA P C，MORGENSZTERN D，et al. Nothing but NET：a review of neuroendocrine tumors and carcinomas. Neoplasia，2017，19（12）：991-1002.

[34] RINDI G，METE O，UCCELLA S，et al. Overview of the 2022 WHO Classification of Neuroendocrine Neoplasms. Endocr Pathol，2022，33（1）：115-154.

[35] RINDI G，KLIMSTRA D S，ABEDI-ARDEKANI B，et al. A common classification framework for neuroendocrine neoplasms：an International Agency for Research on Cancer（IARC）and World Health Organization（WHO）expert consensus proposal. Mod Pathol，2018，31（12）：1770-1786.

[36] HAMIDI O. Metastatic pheochromocytoma and paraganglioma：recent advances in prognosis and management. Curr Opin Endocrinol Diabetes Obes，2019，26（3）：146-154.

[37] FISHBEIN L, LESHCHINER I, WALTER V, et al. Comprehensive molecular characterization of pheochromocytoma and paraganglioma. Cancer Cell, 2017, 31（2）: 181-193.

[38] 葛大壮 . 结直肠神经内分泌肿瘤肝脏转移的基因组学研究及基于列线图的肉瘤样肝癌预后评估模型的建立与验证 . 北京：中国医学科学院北京协和医学院，2020.

[39] KECK K J, BREHENY P, BRAUN T A, et al. Changes in gene expression in small bowel neuroendocrine tumors associated with progression to metastases. Surgery, 2018, 163（1）: 232-239.

[40] PARK J H, KIM J H. Pathologic differential diagnosis of metastatic carcinoma in the liver. Clin Mol Hepatol, 2019, 25（1）: 12-20.

[41] 陈杰 . 临床病理诊断与鉴别诊断——内分泌系统疾病 . 北京：人民卫生出版社，2020.

[42] PAVEL M, O'TOOLE D, COSTA F, et al. ENETS Consensus Guidelines update for the management of distant metastatic disease of intestinal, pancreatic, bronchial neuroendocrine neoplasms（NEN）and NEN of unknown primary site. Neuroendocrinology, 2016, 103（2）: 172-185.

[43] FRILLING A, MODLIN I M, KIDD M, et al. Recommendations for management of patients with neuroendocrine liver metastases. Lancet Oncol, 2014, 15（1）: e8-e21.

[44] ZHENG Z, CHEN C, JIANG L, et al. Incidence and risk factors of gastrointestinal neuroendocrine neoplasm metastasis in liver, lung, bone, and brain: a population-based study. Cancer Med, 2019, 8（17）: 7288-7298.

[45] HAMIDI O, YOUNG W F, Jr, GRUBER L, et al. Outcomes of patients with metastatic phaeochromocytoma and paraganglioma: a systematic review and meta-analysis. Clin Endocrinol（Oxf）, 2017, 87（5）: 440-450.

[46] HESCOT S, CURRAS-FREIXES M, DEUTSCHBEIN T, et al. Prognosis of malignant pheochromocytoma and paraganglioma（MAPP-prono study）: a European network for the study of adrenal tumors retrospective study. J Clin Endocrinol Metab, 2019, 104（6）: 2367-2374.